Práticas Integrativas e Complementares em Saúde

Técnicas provenientes da natureza

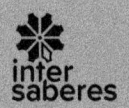

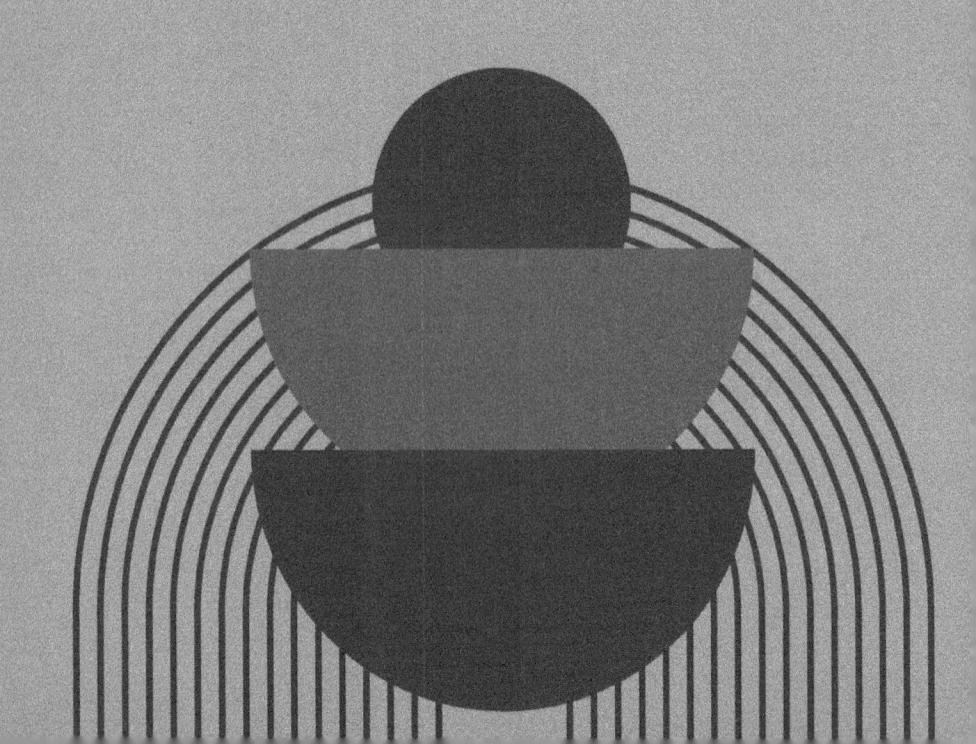

inter
saberes

Práticas Integrativas e Complementares em Saúde

Técnicas provenientes da natureza

Vinícius Bednarczuk de Oliveira
Benilda Luiza Klingelfus
Rita de Cassia Alberini
Alessandra Burbello
Cristiano Alexandre de Andrade Neiva de Lima

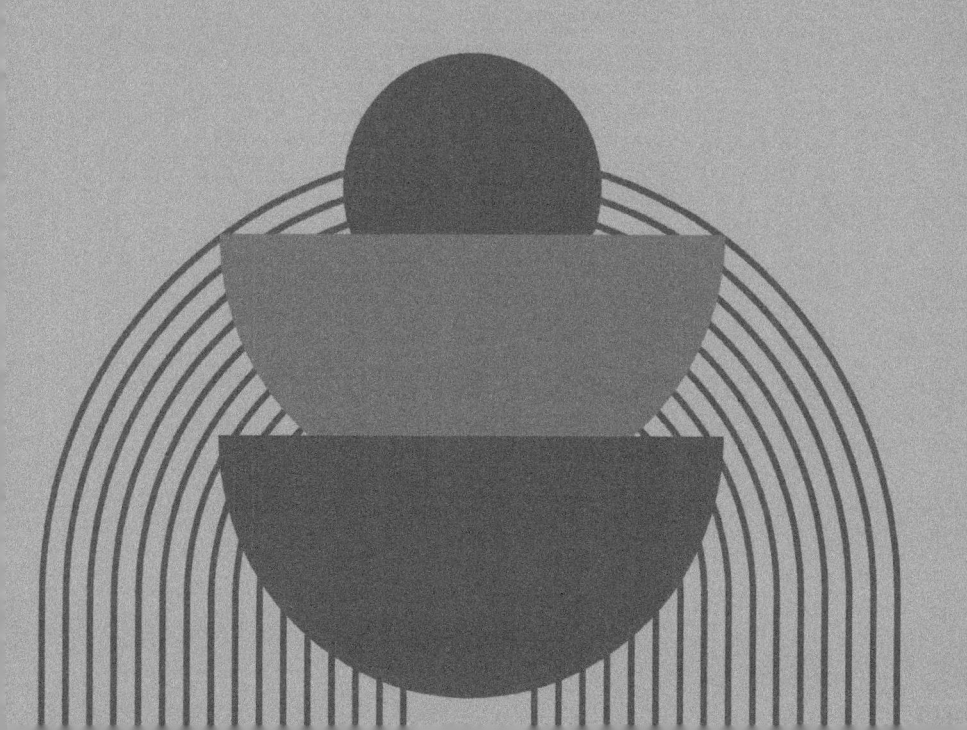

inter saberes

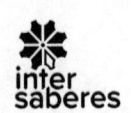

Rua Clara Vendramin, 58 . Mossunguê . CEP 81200-170
Curitiba . PR . Brasil . Fone: (41) 2106-4170
www.intersaberes.com . editora@intersaberes.com

Conselho editorial
Dr. Alexandre Coutinho Pagliarini
Drª Elena Godoy
Dr. Neri dos Santos
Mª Maria Lúcia Prado Sabatella

Editora-chefe
Lindsay Azambuja

Gerente editorial
Ariadne Nunes Wenger

Assistente editorial
Daniela Viroli Pereira Pinto

Preparação de originais
Palavra Arteira Edição e Revisão de Textos

Edição de texto
Arte e Texto Edição e Revisão de Textos
Caroline Rabelo Gomes
Letra & Língua Ltda. - ME

Capa
Iná Trigo (*design*)
babayuka/Shutterstock (imagem)

Projeto gráfico
Charles L. da Silva (*design*)
babayuka/Shutterstock (imagens)

Adaptação do projeto gráfico
Iná Trigo

Diagramação
Estúdio Nótua

Designer responsável
Iná Trigo
Sílvio Gabriel Spannenberg

Iconografia
Regina Claudia Cruz Prestes

Dados Internacionais de Catalogação na Publicação (CIP)
(Câmara Brasileira do Livro, SP, Brasil)

Práticas integrativas e complementares em saúde : técnicas provenientes da natureza / Vinícius Bednarczuk de Oliveira...[et al.]. -- Curitiba, PR : Editora Intersaberes, 2023.

Outros autores: Benilda Luiza Klingelfus, Rita de Cassia Alberini, Alessandra Burbello, Cristiano Alexandre de Andrade Neiva de Lima.
Bibliografia.
ISBN 978-85-227-0401-9

1. Medicina alternativa 2. Medicina integrativa 3. Política de saúde – Brasil I. Oliveira, Vinícius Bednarczuk de. II. Klingelfus, Benilda Luiza. III. Alberini, Rita de Cassia. IV. Burbello, Alessandra. V. Lima, Cristiano Alexandre de Andrade Neiva de.

22-140612　　　　　　　　　　　　　　　　　　　　　　　　　　CDD-362.10981

Índices para catálogo sistemático:
1. Brasil: Pics : Práticas integrativas e complementares em saúde : Saúde pública   362.10981

Eliete Marques da Silva – Bibliotecária – CRB-8/9380

1ª edição, 2023.
Foi feito o depósito legal.

Informamos que é de inteira responsabilidade dos autores a emissão de conceitos.

Nenhuma parte desta publicação poderá ser reproduzida por qualquer meio ou forma sem a prévia autorização da Editora InterSaberes.

A violação dos direitos autorais é crime estabelecido na Lei n. 9.610/1998 e punido pelo art. 184 do Código Penal.

Sumário

11 *Apresentação*
13 *Como aproveitar ao máximo este livro*

Capítulo 1
17 **Bases da fitoterapia**
19 1.1 Contexto inicial sobre a fitoterapia como política pública
23 1.2 Desenvolvimento de resoluções e monografias sobre plantas medicinais e medicamentos fitoterápicos
28 1.3 Definições utilizadas na fitoterapia
30 1.4 Formas de preparo na fitoterapia
33 1.5 Grupos de metabólitos secundários vegetais
36 1.6 Indicação e prescrição de plantas medicinais e medicamentos fitoterápicos

Capítulo 2
43 **Fundamentos da apiterapia**
45 2.1 Apiterapia como prática integrativa e complementar
48 2.2 O Brasil na apicultura
49 2.3 Mel
52 2.4 Pólen
54 2.5 Própolis
56 2.6 Cera de abelha
58 2.7 Geleia real
59 2.8 Apitoxina

Capítulo 3

67	**Aromaterapia**
69	3.1 História da aromaterapia
75	3.2 Principais características dos óleos essenciais
80	3.3 O que são os óleos essenciais?
81	3.4 Métodos de obtenção dos óleos essenciais
86	3.5 Propriedades e classificação dos principais óleos essenciais
88	3.6 Ação dos óleos essenciais
93	3.7 Aromaterapia na prática
98	3.8 Formas de utilização dos óleos essenciais
101	3.9 A consulta com o aromaterapeuta: anamnese
103	3.10 Aplicações práticas dos óleos essenciais

Capítulo 4

113	**Geoterapia, lamaterapia ou argiloterapia**
116	4.1 História da geoterapia, lamaterapia ou argiloterapia
118	4.2 Propriedades da argila
124	4.3 Argila e suas variações
132	4.4. Argila: onde encontrar, acondicionamento e descarte
134	4.5 Aplicação da argila
140	4.6 Formas de uso da argila
147	4.7 Sintomas adversos e contraindicações durante o uso da geoterapia

Capítulo 5

153	**Ozonioterapia**
155	5.1 Definição: ozonioterapia como prática integrativa
160	5.2 Contexto histórico
162	5.3 Aplicação prática

Capítulo 6
173 **Naturopatia**
175 6.1 Introdução ao conceito de naturopatia
176 6.2 Conceitos básicos
188 6.3 Desenvolvimento da naturopatia
e suas técnicas terapêuticas
196 6.4 Aplicação prática: usos e cuidados
201 6.5 Indicações: aplicação e terapêutica

215 *Considerações finais*
217 *Referências*
235 *Respostas*
243 *Sobre os autores*

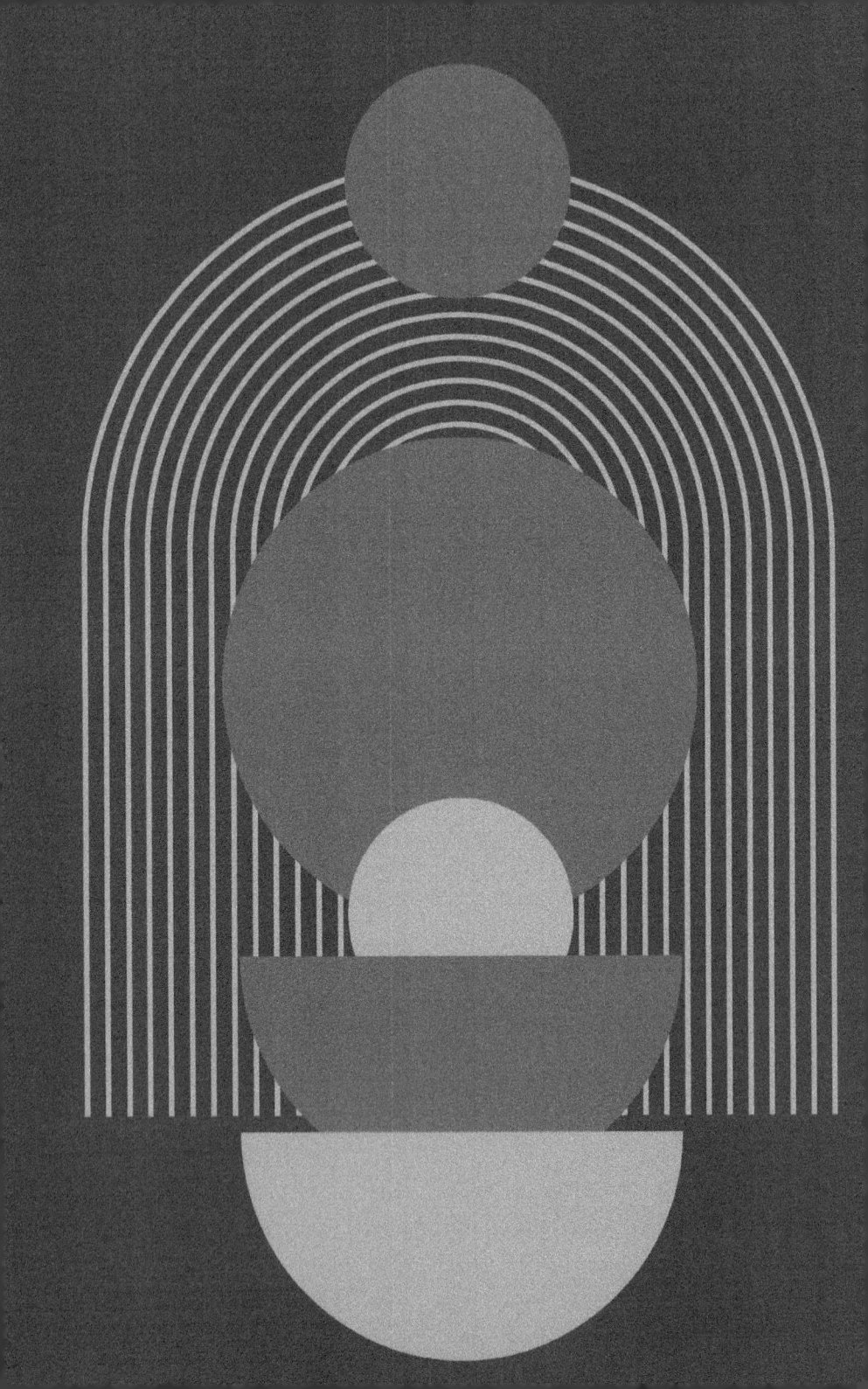

Dedicatória

Dedico este livro à minha família, em especial à minha esposa, Verônica, e à minha filha, Helena, e a todos que contribuem direta e indiretamente com a fitoterapia, pois, por meio dela, muitos tratamentos à saúde já foram oportunizados.

Vinícius Bednarczuk de Oliveira

Aos meus filhos, Rennan e Izabela, pelo incentivo aos novos desafios e por sempre acreditarem em meus sonhos.

Benilda Luiza Klingelfus

Agradeço a Deus pela minha vida e pelo dom de ensinar e escrever. Dedico este livro aos meus filhos, Daniel e Danilo, pelo imenso e fundamental apoio em tudo que faço. Ao meu esposo, pelas horas em que deixei de lhe dar atenção e por toda paciência e carinho ao me dar todo seu apoio. E a todos os meus amigos que, de uma maneira ou de outra, colaboraram comigo nesta trajetória, principalmente minhas amigas Iara e Vera, que sempre me incentivaram a criar coisas novas e a nunca parar. Obrigado pela cumplicidade de todos que me ajudaram a trilhar um novo caminho.

Rita de Cassia Alberini

Dedico este trabalho e agradeço ao Nosso Pai Criador do Universo, que me concedeu a existência. Aos meus pais, Altair Burbello e Maria Ivete Tortato Burbello, que me deram a vida. À minha irmã Araceli Burbello Bobato e ao meu sobrinho Bruno Burbello Bobato, que me apresentaram a ozonioterapia por meio do tratamento do Bruno no Transtorno do Espectro Autista e, pelos ótimos resultados observados, despertaram em mim a motivação de estudar sobre essa terapia. Aos grandes mestres que conheci no caminho até aqui da ozonioterapia, que me orientaram, ensinaram, motivaram e somaram comigo. Aos meus pacientes, que também são meus grandes mestres.

ALESSANDRA BURBELLO

Aos pioneiros da naturopatia que desvendaram essas técnicas e as trouxeram à luz de toda humanidade. À minha avó Diva Lorenzen Neiva de Lima e à minha prima Heverly Richter Senden, que me apoiaram desde o início dos meus estudos das terapias. Aos meus amigos, que me deram o fôlego para continuar adiante.

CRISTIANO ALEXANDRE DE ANDRADE NEIVA DE LIMA

Apresentação

As Práticas Integrativas e Complementares em Saúde (Pics) são conhecimentos considerados tradicionais e que colaboram diretamente com a saúde física, mental e emocional. Desde 2006, 29 Pics foram incorporadas no sistema de saúde brasileiro, e, destas, neste livro abordamos 6 práticas que têm como característica técnicas físicas e sociais.

No Capítulo 1, apresentamos o uso da fitoterapia, suas aplicações e como a legislação nesse sentido evoluiu no Brasil.

O tema do Capítulo 2 é a apiterapia, terapia milenar que utiliza os produtos obtidos por meio da apicultura.

No Capítulo 3, discutimos a aromaterapia e como ela influencia a saúde humana por meio da composição de suas substâncias voláteis.

Tratamos, no Capítulo 4, da geoterapia, técnica que utiliza os diferentes tipos de lama para o tratamento das diversas enfermidades que acometem o homem.

Já no Capítulo 5, analisamos a ozonioterapia, apontando como o gás ozônio traz diversos benefícios medicinais.

Por fim, abordamos, no Capítulo 6, a naturopatia, forma de tratamento que engloba diversos tipos de Pics em benefício à saúde.

Procuramos, assim, reunir de modo estruturado essas seis práticas integrativas e complementares que utilizam tanto a mente quanto o corpo. Esperamos que o material contribua para a compreensão das Pics, além de motivá-lo quanto à utilização destas no dia a dia em prol da recuperação da saúde e da prevenção de doenças.

Bons estudos!

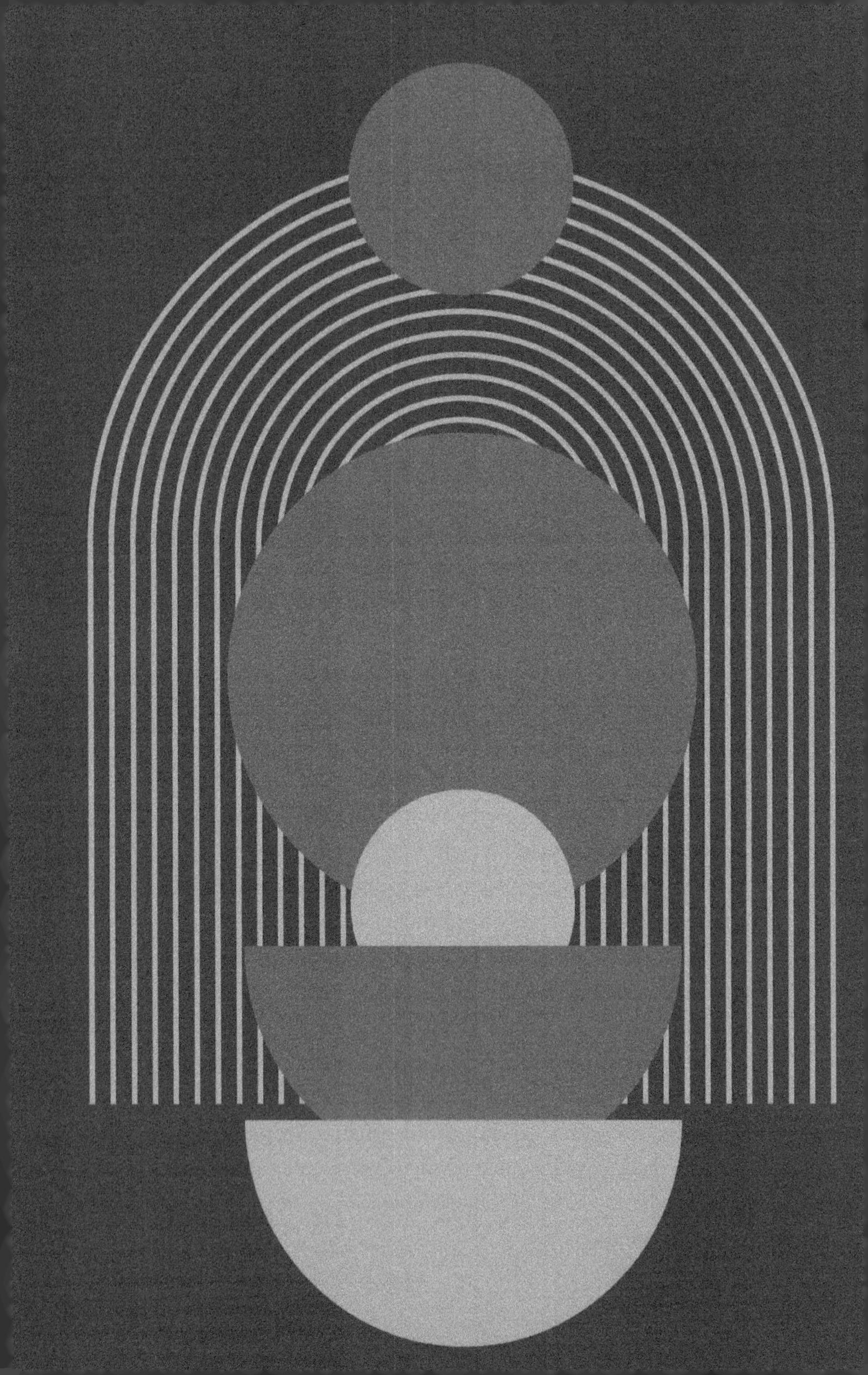

Como aproveitar ao máximo este livro

Empregamos nesta obra recursos que visam enriquecer seu aprendizado, facilitar a compreensão dos conteúdos e tornar a leitura mais dinâmica. Conheça a seguir cada uma dessas ferramentas e saiba como elas estão distribuídas no decorrer deste livro para bem aproveitá-las.

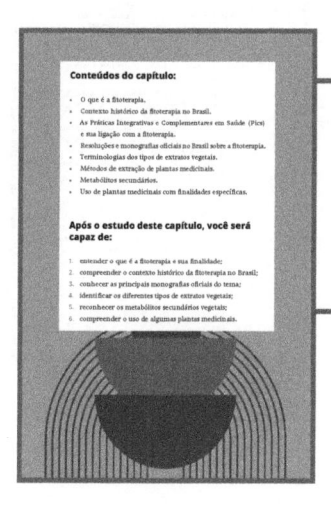

Conteúdos do capítulo:

Logo na abertura do capítulo, relacionamos os conteúdos que nele serão abordados.

Após o estudo deste capítulo, você será capaz de:

Antes de iniciarmos nossa abordagem, listamos as habilidades trabalhadas no capítulo e os conhecimentos que você assimilará no decorrer do texto.

Introdução do capítulo

Logo na abertura do capítulo, informamos os temas de estudo e os objetivos de aprendizagem que serão nele abrangidos, fazendo considerações preliminares sobre as temáticas em foco.

Síntese

Ao final de cada capítulo, relacionamos as principais informações nele abordadas a fim de que você avalie as conclusões a que chegou, confirmando-as ou redefinindo-as.

Para saber mais

Sugerimos a leitura de diferentes conteúdos digitais e impressos para que você aprofunde sua aprendizagem e siga buscando conhecimento.

Práticas Integrativas e Complementares em Saúde

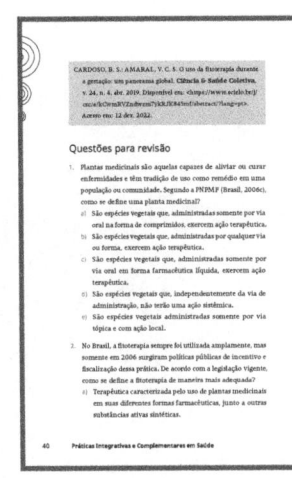

Questões para revisão

Ao realizar estas atividades, você poderá rever os principais conceitos analisados. Ao final do livro, disponibilizamos as respostas às questões para a verificação de sua aprendizagem.

Questões para reflexão

Ao propor estas questões, pretendemos estimular sua reflexão crítica sobre temas que ampliam a discussão dos conteúdos tratados no capítulo, contemplando ideias e experiências que podem ser compartilhadas com seus pares.

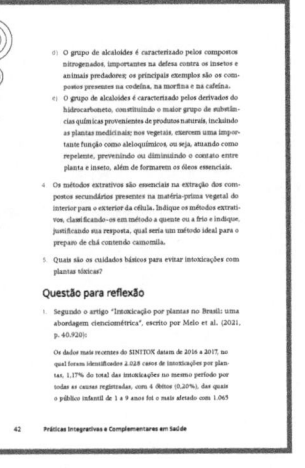

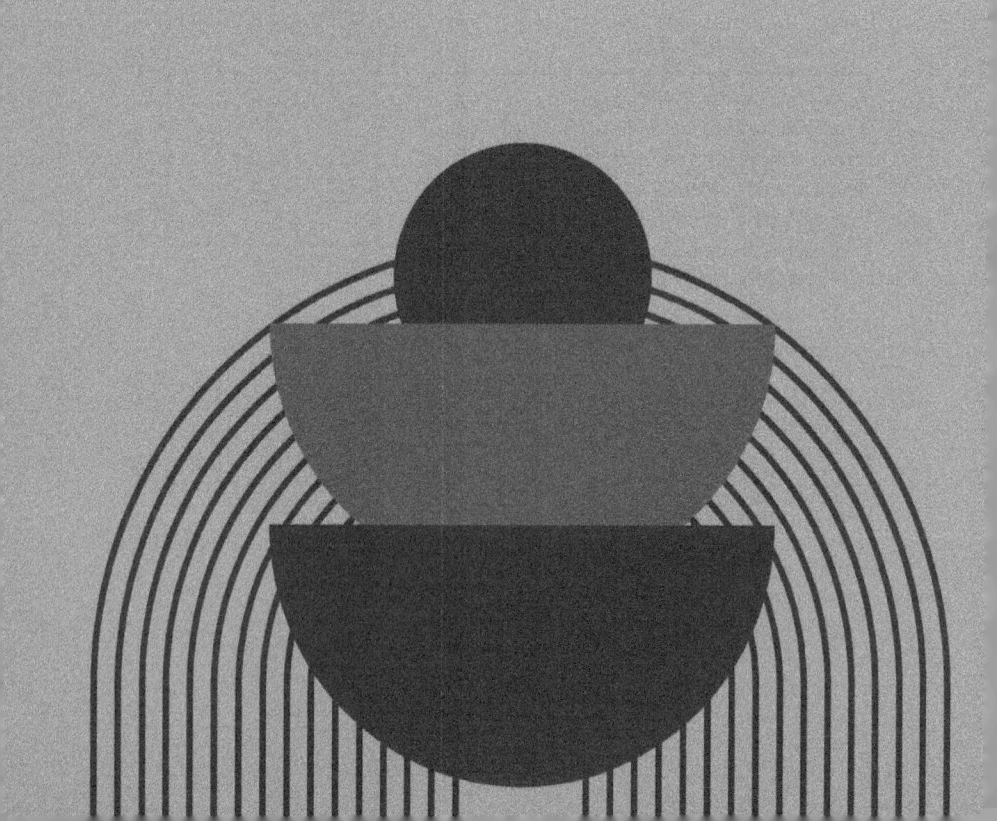

Capítulo 1
Bases da fitoterapia

Vinícius Bednarczuk de Oliveira

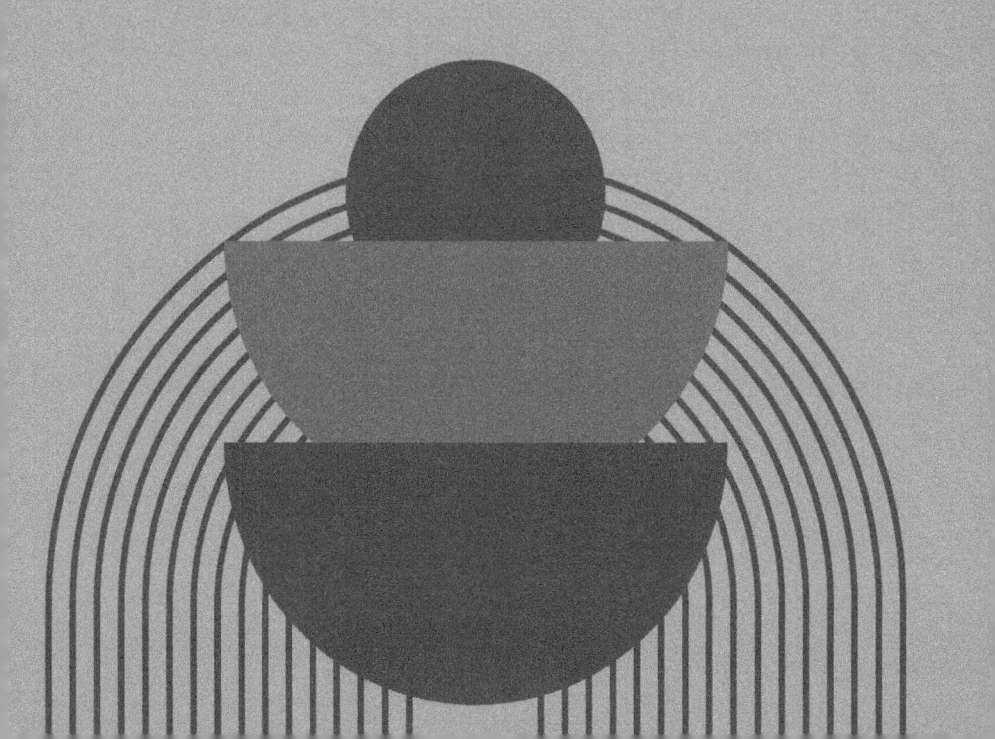

Conteúdos do capítulo:

- O que é a fitoterapia.
- Contexto histórico da fitoterapia no Brasil.
- As Práticas Integrativas e Complementares em Saúde (Pics) e sua ligação com a fitoterapia.
- Resoluções e monografias oficiais no Brasil sobre a fitoterapia.
- Terminologias dos tipos de extratos vegetais.
- Métodos de extração de plantas medicinais.
- Metabólitos secundários.
- Uso de plantas medicinais com finalidades específicas.

Após o estudo deste capítulo, você será capaz de:

1. entender o que é a fitoterapia e sua finalidade;
2. compreender o contexto histórico da fitoterapia no Brasil;
3. apontar as principais monografias oficiais do tema;
4. identificar os diferentes tipos de extratos vegetais;
5. reconhecer os metabólitos secundários vegetais;
6. compreender o uso de algumas plantas medicinais.

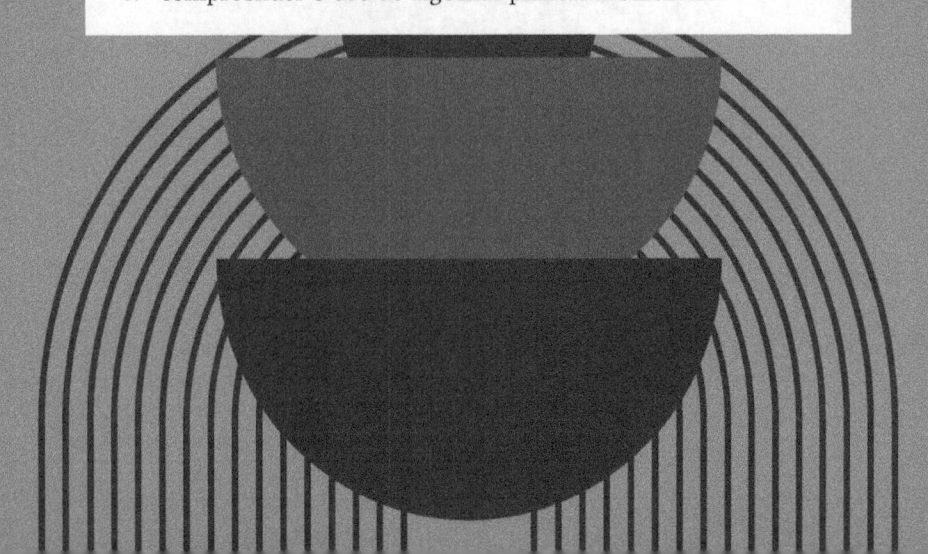

A fitoterapia consiste no tratamento de condições médicas usando plantas medicinais na forma de chás medicinais, compressas, emplastros, entre outras; ou na forma de produtos tecnicamente elaborados a partir das plantas, como os extratos vegetais e os medicamentos fitoterápicos.

Segundo a Agência Nacional de Vigilância Sanitária (Anvisa, 2021), plantas medicinais são aquelas capazes de aliviar ou curar enfermidades e têm tradição de uso como remédio em uma população ou comunidade. Ainda de acordo com a Anvisa (2021), são considerados medicamentos fitoterápicos aqueles obtidos com emprego exclusivo de matérias-primas ativas vegetais. Não se considera medicamento fitoterápico aquele que inclui em sua composição substâncias ativas isoladas, sintéticas ou naturais, nem as associações destas com extratos vegetais.

No Brasil, a fitoterapia sempre foi utilizada amplamente. Os índios utilizavam algumas plantas em rituais, na medicina, na alimentação e na caça. Exemplo de uma planta muito utilizada pelos indígenas na caça é o curare, um extrato preparado com várias espécies vegetais, colocado na ponta das flechas das zarabatanas e que tem o potencial de paralisar a musculatura dos animais. Esses extratos eram utilizados apenas nas caças, e não em guerras.

1.1 Contexto inicial sobre a fitoterapia como política pública

A inserção da temática sobre fitoterapia no Sistema Único de Saúde (SUS) ocorreu em 2006, com o lançamento da Política Nacional de Plantas Medicinais e Fitoterápicos – PNPMF (Brasil, 2006d) e da Política Nacional de Práticas Integrativas e Complementares – PNPIC (Brasil, 2006c). Ambas têm o intuito de fortalecer o uso da fitoterapia, além de incentivar a cadeia produtiva dos recursos naturais.

De acordo com a PNPMF (Brasil, 2006d), temos os seguintes conceitos:

- *plantas medicinais* são espécies vegetais que, administradas por qualquer via ou forma, exercem ação terapêutica;
- *fitoterapia* é a terapêutica caracterizada pelo uso de plantas medicinais em suas diferentes formas farmacêuticas, sem a utilização de substâncias ativas isoladas, ainda que de origem vegetal;
- *medicamento fitoterápico* é o produto obtido das plantas medicinais ou de seus derivados, exceto substâncias isoladas, com finalidade profilática, curativa ou paliativa.

A PNPIC tem como objetivos:

2.1 Incorporar e implementar a PNPIC no SUS, na perspectiva da prevenção de agravos e da promoção e recuperação da saúde, com ênfase na atenção básica, voltada ao cuidado continuado, humanizado e integral em saúde.

2.2 Contribuir ao aumento da resolubilidade do Sistema e ampliação do acesso à PNPIC, garantindo qualidade, eficácia, eficiência e segurança no uso;

2.3 Promover a racionalização das ações de saúde, estimulando alternativas inovadoras e socialmente contributivas ao desenvolvimento sustentável de comunidades.

2.4 Estimular as ações referentes ao controle/participação social, promovendo o envolvimento responsável e continuado dos usuários, gestores e trabalhadores nas diferentes instâncias de efetivação das políticas de saúde. (Brasil, 2006c, p. 24)

Já a PNPMF tem como objetivos específicos:

- Ampliar as opções terapêuticas aos usuários, com garantia de acesso a plantas medicinais, fitoterápicos e serviços relacionados a fitoterapia, com segurança, eficácia e qualidade, na perspectiva da integralidade da atenção à saúde, considerando o conhecimento tradicional sobre plantas medicinais.
- Construir o marco regulatório para produção, distribuição e uso de plantas medicinais e fitoterápicos a partir dos modelos e experiências existentes no Brasil e em outros países.
- Promover pesquisa, desenvolvimento de tecnologias e inovações em plantas medicinais e fitoterápicos, nas diversas fases da cadeia produtiva.
- Promover o desenvolvimento sustentável das cadeias produtivas de plantas medicinais e fitoterápicos e o fortalecimento da indústria farmacêutica nacional neste campo.
- Promover o uso sustentável da biodiversidade e a repartição dos benefícios decorrentes do acesso aos recursos genéticos de plantas medicinais e ao conhecimento tradicional associado. (Brasil, 2006c, p. 21)

Essas políticas são decorrentes da ampla separação entre as civilizações industrializadas e os países de terceiro mundo, em razão da dificuldade de acesso à medicina considerada convencional. Desse modo, nas décadas de 1970 e 1980, a Organização Mundial de Saúde (OMS) incentivou a implementação por parte das autoridades governamentais das terapias conhecidas como *terapias alternativas* ou *complementares*, enfatizando especialmente a prescrição de plantas medicinais (OMS, 1979). Um marco importante aconteceu em 1978, na Conferência Internacional sobre Cuidados Primários da Saúde, em Alma-Ata (Genebra). Nessa conferência, recomendou-se aos Estados-membros:

> VIII – Todos os governos devem formular políticas, estratégias e planos nacionais de ação, para lançar e sustentar os cuidados primários de saúde em coordenação com outros setores. Para esse fim, será necessário agir com vontade política, mobilizar os recursos do país e utilizar racionalmente os recursos externos disponíveis. (OMS, 1979, p. 4-5)

Com a publicação da PNPIC, o Ministério da Saúde, por meio da Portaria n. 971, de 3 de maio 2006 (Brasil, 2006a), visando garantir ações destinadas à coletividade e dar condições de bem-estar físico, mental e social, como fatores determinantes e condicionantes da saúde, contemplou diretrizes e responsabilidades institucionais para a oferta de serviços e produtos de homeopatia, medicina tradicional chinesa/acupuntura, plantas medicinais e fitoterapia, além da constituição de observatórios de medicina antroposófica e termalismo social/crenoterapia. Em março de 2017, a PNPIC foi atualizada e ampliada com mais 14 outras práticas por meio da publicação da Portaria n. 849, de 27 de março de 2017 (Brasil, 2017a), sendo elas: "Arteterapia, Ayurveda, Biodança, Dança Circular, Meditação, Musicoterapia, Naturopatia, Osteopatia, Quiropraxia, Reflexoterapia, Reiki, Shantala, Terapia Comunitária Integrativa e Yoga", totalizando 19 práticas. A publicação da Portaria n. 702, de 21 de março de 2018 (Brasil, 2018b), atualizou as Pics e adicionou mais práticas, sendo elas: aromaterapia, apiterapia, bioenergética, constelação familiar, cromoterapia, geoterapia, hipnoterapia, imposição de mãos, ozonioterapia e terapia de florais, totalizando 29 procedimentos ofertados pelo SUS.

1.2 Desenvolvimento de resoluções e monografias sobre plantas medicinais e medicamentos fitoterápicos

No decorrer dos anos, o Brasil obteve importantes avanços no âmbito das resoluções e das portarias envolvendo as plantas medicinais e os medicamentos fitoterápicos, como podemos verificar no Quadro 1.1, a seguir.

Quadro 1.1 – Portarias e resoluções de plantas medicinais e fitoterápicos e seus objetivos

Portaria ou resolução	Objetivo
Portaria n. 22, de 30 de outubro de 1967 (Brasil, 1967)	Início à normatização do registro dos fitoterápicos no Brasil.
Portaria n. 6, de 31 de janeiro de 1995 (Brasil, 1995)	Primeira atualização da legislação para registro de fitoterápicos, com a introdução para comprovação de eficácia e segurança, bem como a apresentação de estudos de toxicologia e farmacologia pré-clínica e clínica.
Resolução n. 17, de 24 de fevereiro de 2000 (Brasil, 2000)	Incluiu critérios para a comprovação de segurança e eficácia dos fitoterápicos.
Resolução n. 48, de 16 de março de 2004 (Brasil, 2004a)	Pouco diferiu de sua antecessora. Com relação à comprovação de segurança e eficácia, aumentou de 10 para 20 anos a comprovação da utilização segura por meio de levantamentos bibliográficos. Ainda, denominou "registro simplificado de fitoterápicos" aqueles que seguissem a lista de referência de fitoterápicos presentes na publicação da Resolução n. 89, de 16 de março de 2004 (Brasil, 2004b).

(continua)

(Quadro 1.1 – conclusão)

Portaria ou resolução	Objetivo
Resolução n. 14, de 31 de março de 2010 (Brasil, 2010b)	Contribuiu identificando os fitoterápicos que utilizaram literatura e estudos etnofarmacológicos para comprovação de segurança e eficácia com a seguinte frase no rótulo e na bula: "Medicamento registrado com base no uso tradicional, não sendo recomendado seu uso por período prolongado". Além disso, o registro simplificado de fitoterápicos seguiu publicação da "Lista de Medicamentos Fitoterápicos de Registro Simplificado" por meio da Instrução Normativa n. 5, de 11 de dezembro de 2008 (Brasil, 2008b), que listou 36 espécies de plantas na lista de medicamentos fitoterápicos.
Resolução n. 18, de 3 de abril de 2013 Brasil, 2013)	Dispõe sobre as boas práticas de processamento e armazenamento de plantas medicinais, preparação e dispensação de produtos magistrais e oficinais de plantas medicinais e fitoterápicos em farmácias vivas no âmbito do SUS.
Resolução n. 26, de 13 de maio de 2014 (Brasil, 2014)	Trouxe um diferencial em relação às outras diretrizes, dividindo os fitoterápicos em duas classes de medicamentos: medicamentos fitoterápicos (MF) e produtos tradicionais fitoterápicos (PTF).

Um avanço importante em termos de diferenciação de produtos à base de plantas medicinais e fitoterápicos foi a publicação da Resolução n. 26/2014, que dispõe "sobre o registro de medicamentos fitoterápicos e o registro e a notificação de produtos tradicionais fitoterápicos (PTF), sendo que os PTF não existiam antes desta resolução". Essa resolução define, em seu art. 2º, parágrafos 1º a 4º, importantes definições:

> § 1º São considerados medicamentos fitoterápicos os obtidos com emprego exclusivo de matérias-primas ativas vegetais cuja segurança e eficácia sejam baseadas em evidências clínicas e que sejam caracterizados pela constância de sua qualidade.

§ 2º São considerados produtos tradicionais fitoterápicos os obtidos com emprego exclusivo de matérias-primas ativas vegetais cuja segurança e efetividade sejam baseadas em dados de uso seguro e efetivo publicados na literatura técnico-científica e que sejam concebidos para serem utilizados sem a vigilância de um médico para fins de diagnóstico, de prescrição ou de monitorização.

§ 3º Os produtos tradicionais fitoterápicos não podem se referir a doenças, distúrbios, condições ou ações consideradas graves, não podem conter matérias-primas em concentração de risco tóxico conhecido e não devem ser administrados pelas vias injetável e oftálmica.

§ 4º Não se considera medicamento fitoterápico ou produto tradicional fitoterápico aquele que inclua na sua composição substâncias ativas isoladas ou altamente purificadas, sejam elas sintéticas, semissintéticas ou naturais e nem as associações dessas com outros extratos, sejam eles vegetais ou de outras fontes, como a animal. (Brasil, 2014)

A importância de adicionar os PTF como um novo produto no mercado à base de plantas medicinais é a desburocratização dos medicamentos fitoterápicos que necessitam comprovar sua segurança e eficácia por meio de estudos clínicos, sendo os PTF produtos conhecidos pela sua tradicionalidade na utilização.

Além das portarias, o Brasil teve avanços na publicação de farmacopeias brasileiras e de outras monografias em que constam o uso de diversas plantas medicinais e medicamentos fitoterápicos, como podemos observar no Quadro 1.2, a seguir.

Quadro 1.2 – Farmacopeias e monografias oficiais e respectivos anos de publicação

Farmacopeias ou monografias	Ano de publicação
Farmacopeia Brasileira I	1929
Farmacopeia Brasileira II	1959
Farmacopeia Brasileira III	1976
Farmacopeia Brasileira IV	1988
Farmacopeia Brasileira V	2010
Formulário de Fitoterápicos da Farmacopeia Brasileira, 1ª edição	2011
Memento Fitoterápico – Farmacopeia Brasileira	2016
Farmacopeia Brasileira VI	2019
Formulário de Fitoterápicos da Farmacopeia Brasileira, 2ª edição	2021

Fonte: Elaborado com base em Anvisa, 2021.

As monografias e as farmacopeias são fundamentais para auxiliar os profissionais que atuam com a fitoterapia na prescrição correta, baseada em documentos revisados, garantindo, assim, a segurança e a eficácia no uso de plantas medicinais e medicamentos fitoterápicos.

Para a atuação com fitoterapia, é necessário que os profissionais tenham regulamentação dos respectivos conselhos de classe. Os profissionais médicos têm o direito natural de prescrever a fitoterapia. A seguir, indicamos os demais profissionais da equipe multidisciplinar habilitados na atuação com a fitoterapia:

- **Farmacêuticos** – Conforme a Resolução n. 546, de 21 de julho de 2011 (Brasil, 2011a), do Conselho Federal de Farmácia (CFF), farmacêuticos podem prescrever ou indicar medicamentos feitos na própria farmácia ou isentos de prescrição médica para doenças de baixa gravidade e em atenção básica à saúde; médicos veterinários podem prescrever fitoterápicos na abrangência da medicina veterinária.
- **Nutricionistas** – De acordo com a Resolução n. 680, de 19 de janeiro de 2021 (Brasil, 2021), do Conselho Federal de Nutricionistas (CFN), "a prescrição de plantas medicinais *in natura* e drogas vegetais, na forma de infusão, decocção e maceração em água, é permitida a todos os nutricionistas, ainda que sem certificado de pós-graduação em fitoterapia ou título de especialista nessa área" (art. 3º , I).
- **Dentistas** – Somente podem prescrever fitoterápicos relacionados à odontologia, conforme a Resolução n. 82, de 25 de setembro de 2008 (Brasil, 2008a), do Conselho Federal de Odontologia (CFO).
- **Enfermeiros** – A Resolução do Conselho Federal de Enfermagem (Cofen) n. 581, de 11 de julho de 2018 (Brasil, 2018a), reconhece a fitoterapia como uma especialidade do enfermeiro por área de abrangência.
- **Fisioterapeutas** – A Resolução n. 380, de 3 de novembro de 2010 (Brasil, 2010a), do Conselho Federal de Fisioterapia e Terapia Ocupacional (Coffito), "regulamenta o uso das práticas integrativas e complementares de saúde", autorizando a fitoterapia na prática do fisioterapeuta.

1.3 Definições utilizadas na fitoterapia

A fitoterapia exige do profissional que ele conheça as principais terminologias utilizadas, principalmente nas monografias oficiais e nos artigos científicos da área. A seguir, indicamos as principais terminologias utilizadas na fitoterapia:

Droga vegetal

Drogas vegetais são plantas inteiras ou suas partes, geralmente secas, não processadas, podendo estar íntegras ou fragmentadas. Também se incluem exsudatos, tais como gomas, resinas, mucilagens, látex e ceras, que não foram submetidos a tratamento específico. (Farmacopeia Brasileira 6ª edição)

[...]

Extratos

São preparações de consistência líquida, semissólida ou sólida, obtidas a partir de drogas vegetais, utilizando-se métodos extrativos e solventes apropriados. Um extrato é essencialmente definido pela qualidade da droga vegetal, pelo processo de produção e suas especificações. O material utilizado na preparação de extratos pode sofrer tratamentos preliminares, tais como, inativação de enzimas, moagem ou desengorduramento. Após a extração, materiais indesejáveis podem ser eliminados. (Farmacopeia Brasileira 6ª edição)

Extratos padronizados

Correspondem àqueles extratos ajustados a um conteúdo definido de um ou mais constituintes responsáveis pela atividade terapêutica. O ajuste do conteúdo é obtido pela adição de excipientes inertes ou pela mistura de outros lotes de extrato. (Farmacopeia Brasileira 6ª edição)

Extratos quantificados

Correspondem àqueles extratos ajustados para uma faixa de conteúdo de um ou mais marcadores ativos. O ajuste da faixa de conteúdo é obtido pela mistura de lotes de extrato. (Farmacopeia Brasileira 6ª edição)

[...]

Fitocomplexo

Conjunto de todas as substâncias, originadas do metabolismo primário e/ou secundário, responsáveis, em conjunto, pelos efeitos biológicos de uma planta medicinal ou de suas preparações.

[...]

Marcadores

Constituintes ou grupos de constituintes quimicamente definidos, presentes em drogas, suas preparações, fitoterápicos ou outros medicamentos à base de ativos de origem natural, que são utilizados para fins de controle de qualidade, podendo ou não apresentar atividade terapêutica. (Farmacopeia Brasileira 6ª edição). (Anvisa, 2021, p. 7-10, grifo do original)

Dessa forma, é importante conhecer as terminologias da fitoterapia, uma vez que esse conhecimento:

- Permite uma comunicação precisa e efetiva entre profissionais da área de saúde e pacientes;
- Facilita a compreensão dos efeitos terapêuticos das plantas medicinais e suas aplicações clínicas;
- Ajuda a identificar as plantas corretas para o tratamento de cada condição de saúde;

- Melhora a precisão na prescrição de tratamentos fitoterápicos;
- Garante a segurança do paciente ao evitar confusões e erros na utilização das plantas medicinais.

Além disso, o conhecimento das terminologias é fundamental para o desenvolvimento de pesquisas na área da fitoterapia, uma vez que possibilita a padronização e a uniformização dos estudos científicos.

1.4 Formas de preparo na fitoterapia

Para usufruir dos chás medicinais e realizar a extração dos constituintes químicos no preparo de extratos vegetais, é necessário conhecer os processos de extração e suas características. A seguir, indicamos os métodos de extração a quente e a frio.

1.4.1 Métodos de extração a quente

Na extração a quente de extratos vegetais são utilizados dois métodos:

Decocção
É a preparação que consiste na ebulição da droga vegetal em água potável por tempo determinado. Método indicado para drogas vegetais com consistência rígida, tais como cascas, raízes, rizomas, caules, sementes e folhas coriáceas. (Anvisa, 2021, p. 7, grifo do original)

Infusão
É a preparação que consiste em verter água fervente sobre a droga vegetal e, em seguida, se aplicável, tampar ou abafar o

recipiente por tempo determinado. Método indicado para drogas vegetais de consistência menos rígida, tais como folhas, flores, inflorescências e frutos, ou que contenham substâncias ativas voláteis. (Anvisa, 2021, p. 9, grifo do original)

Podemos observar, na figura a seguir, as etapas do preparo de infusão.

Figura 1.1 – Etapas do preparo de infusão

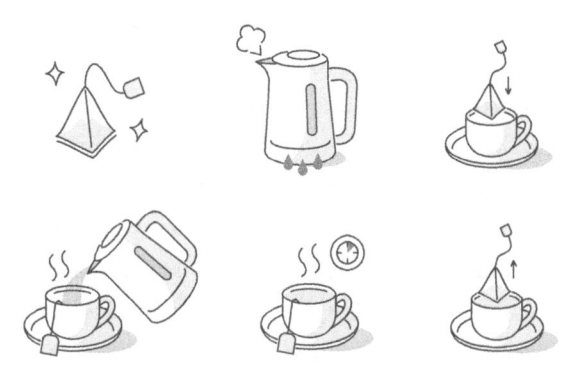

Irina Strelnikova/Shutterstock

1.4.2 Métodos de extração a frio

A extração a frio das matérias-primas vegetais pode ser feita a partir dos seguintes métodos:

Maceração
É o processo que consiste em manter a planta fresca ou droga vegetal, convenientemente rasurada, triturada ou pulverizada, nas proporções indicadas na fórmula, em contato com o líquido extrator apropriado, por tempo determinado para cada vegetal. Deverá ser utilizado recipiente âmbar ou qualquer outro que elimina o contato com a luz. (Anvisa, 2021, p. 10, grifo do original)

Percolação

É o processo extrativo que consiste na passagem de solvente através da droga vegetal pulverizada e previamente umedecida com líquido extrator, mantida em percolador, sob velocidade de gotejamento controlada. O procedimento para sua realização está descrito nos métodos gerais da **Farmacopeia Brasileira**. (Anvisa, 2021, p. 10, grifo do original)

Tintura

É a preparação alcoólica ou hidroalcóolica resultante da extração de drogas vegetais ou da diluição dos respectivos extratos. São obtidas por extração a líquido usando uma parte, em massa, de droga vegetal e 10 partes de solvente de extração, ou 1 parte, em massa, de droga vegetal e 5 partes de solvente de extração. A relação pode ser em p/p [peso/peso] ou p/v [peso/volume]. Alternativamente, eles [sic] podem ser obtidos utilizando tanto 1 parte, em massa, de droga vegetal e quantidade suficiente do solvente de extração para produzir 10 partes, em massa ou volume, de tintura ou 1 parte, em massa, de droga vegetal e quantidade suficiente de solvente de extração para produzir 5 partes, em massa ou volume, de tintura. Outras proporções de droga vegetal e solvente de extração podem ser utilizadas. É classificada em simples ou composta, conforme preparada com uma ou mais drogas vegetais. (Farmacopeia Brasileira 6ª edição). (Anvisa, 2021, p. 12, grifo do original)

Os métodos de extração de metabólitos secundários vegetais são de extrema importância, pois a escolha do método definirá o rendimento e as condições de extração. São vários os fatores que podem interferir no processo extrativo, entre os quais podemos citar: escolha do solvente, tempo, agitação, tamanho das partículas e o próprio método extrativo.

1.5 Grupos de metabólitos secundários vegetais

As plantas são, de modo didático, uma grande "indústria" produtora de substâncias químicas com características diferentes. Em razão da incapacidade de se locomoverem, a evolução possibilitou que as plantas desenvolvessem mecanismos de defesa, e a produção dessas substâncias químicas foi fundamental na evolução da relação dos vegetais com os seres vivos.

Conhecidas como *metabólitos secundários*, *fitoquímicos* e *fitoconstituintes*, essas substâncias químicas estão relacionadas com a proteção dos vegetais a estresses bióticos e abióticos, além de serem utilizadas pelas indústrias farmacêuticas e de alimentos. De maneira geral, as substâncias químicas derivadas das plantas pertencem a três principais grupos de metabólitos (Figura 1.2), sendo eles: os terpenos, os fenóis e os alcaloides.

Figura 1.2 – Principais grupos de metabólitos secundários

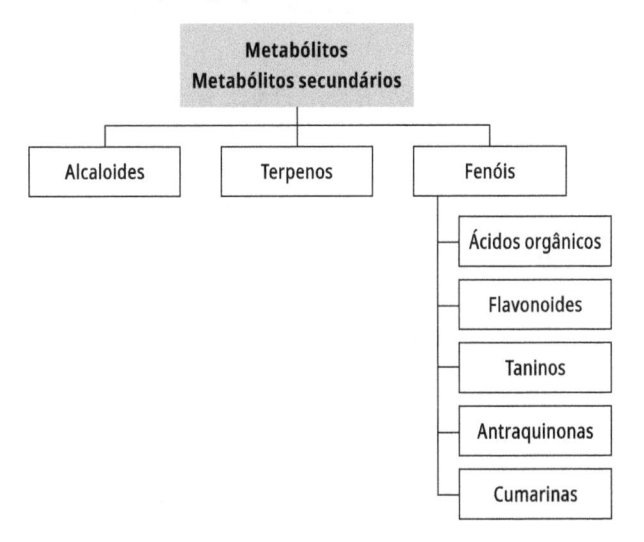

```
              Metabólitos
          Metabólitos secundários
          ┌────────┬────────┐
     Alcaloides  Terpenos  Fenóis
                           ├── Ácidos orgânicos
                           ├── Flavonoides
                           ├── Taninos
                           ├── Antraquinonas
                           └── Cumarinas
```

O grupo de alcaloides é caracterizado pelos compostos nitrogenados que são encontrados em aproximadamente 20% das espécies vegetais, sendo mais comuns em dicotiledôneas[1], monocotiledôneas e gimnospermas[2].

Os alcaloides têm relevância muito grande para as plantas medicinais, principalmente na defesa contra insetos e animais predadores, mas esse grupo de metabólito secundário tem propriedades farmacológicas interessantes em mamíferos. O primeiro medicamento utilizado de um alcaloide foi a morfina, em 1805, extraída da espécie *Papaver somniferum* L. Entre outros alcaloides conhecidos e utilizados no dia a dia, temos a cafeína (*Coffea* ssp.), a nicotina (*Nicotiana* spp.), a codeína (*Papaver somniferum*), a atropina (*Atropa beladona* L.), além de muitos outros alcaloides de relevância terapêutica conhecidos atualmente.

Os terpenos constituem o maior grupo de substâncias químicas provenientes de produtos naturais, incluindo as plantas medicinais, tendo sido já identificados mais de 55 mil compostos conhecidos. Derivados do hidrocarboneto isopreno (C_5H_8), os diferentes terpenos são derivados dessa molécula, sendo eles os hemiterpenos (C_5), monoterpenos (C_{10}), sesquiterpenos (C_{15}), diterpenos (C_{20}), triterpenos (C_{30}), tetraterpenos ou carotenoides (C_{40}) e politerpenos ($> C_{40}$).

Aos terpenos são designadas diversas funções. Nos vegetais, exercem uma importante função como aleloquímicos, ou seja, atuando como repelente, prevenindo ou diminuindo o contato entre planta e inseto. Outra característica significativa dos terpenos é na formação das substâncias que compõem os óleos essenciais, conferindo

---

1 Plantas angiospermas (apresentam flores e frutos) que têm apenas dois cotilédones (folhas embrionárias) na semente.
2 Plantas cujas sementes não estão no interior de frutos.

aroma característico às espécies vegetais, como os encontrados na lavanda, na hortelã, no manjericão, no limão, no tomilho, entre outras espécies. Os óleos essenciais são compostos por uma mistura complexa de monoterpenos (C_{10}) e sesquiterpenos (C_{15}).

Os óleos essenciais demonstram um amplo campo de atividades contra insetos, pragas e fungos patogênicos que variam como inseticida, repelente, impedimento da oviposição e anti-vetores (ação repelente). Já no uso humano, os óleos essenciais são muito utilizados na perfumaria, em produtos cosméticos e na própria alimentação. O uso interno de óleos essenciais em sua forma pura não é recomendado, pois, em virtude das altas concentrações de metabólitos, efeitos adversos podem ocorrer. Além disso, deve-se evitar a exposição de óleos essenciais cítricos diretamente na pele com a incidência de luz solar, pois essa exposição pode provocar manchas na pele e queimaduras em razão da presença das furanocumarinas (subclasse de metabólitos secundários da classe das cumarinas).

O grupo de fenóis é caracterizado por uma ligação de fenol, ou seja, um grupo hidroxila funcional em um anel aromático. Os fenóis vegetais compõem um grupo quimicamente heterogêneo, sendo alguns grupos solúveis apenas em solventes orgânicos; outros são ácidos carboxílicos e glicosídeos solúveis em água; e ainda existem alguns que são grandes polímeros insolúveis. Nos vegetais, os fenóis desenvolvem funções como proteção (taninos, por exemplo, por meio da adstringência), pigmentação (flavonoides), entre outras. Nos humanos, vários fenóis apresentam função farmacológica, como a isoflavona de soja (flavonoide utilizado como coadjuvante no alívio dos sintomas do climatério, pois é fitoestrogênio com estrutura similar ao estradiol, principal hormônio feminino, exercendo efeitos estrogênicos e antiestrogênicos no metabolismo humano), a varfarina (um derivado da cumarina que apresenta atividade anticoagulante), entre outras diversas substâncias utilizadas na medicina como medicamentos.

1.6 Indicação e prescrição de plantas medicinais e medicamentos fitoterápicos

As plantas medicinais podem ser utilizadas em diversas atividades terapêuticas interessantes, mas seu uso deve ser realizado de modo racional, evitando assim o aparecimento de efeitos adversos graves. Os quadros a seguir apresentam diversas plantas medicinais e suas indicações medicinais de acordo com problemas específicos.

Quadro 1.3 – Plantas medicinais utilizadas para problemas gastrointestinais

Nome científico	Nome popular
Achyrocline satureoides (Lam.) DC.	Marcela ou macela
Cynara scolymus L.	Alcachofra
Foeniculum vulgare Mill.	Funcho
Peumus boldus Molina	Boldo-do-chile
Maytenus ilicifolia Mart. ex Reissek	Espinheira santa
Rhamnus purshiana DC.	Cáscara sagrada
Zingiber officinale Roscoe	Gengibre

Quadro 1.4 – Plantas medicinas utilizadas para problemas respiratórios

Nome científico	Nome popular
Allium sativum L.	Alho
Echinacea purpurea (L.) Moench	Equinácea
Eucalyptus globulus Labill.	Eucalipto
Mikania spp.	Guaco
Ocimum selloi Benth	Alfavaca anisada
Plectranthus amboinicus (Lour.) Spreng.	Malvariço

Quadro 1.5 – Plantas medicinais com capacidade cicatrizante ou calmante para pele e mucosa

Nome científico	Nome popular
Aloe vera (L.) Burm. f.	Babosa
Calendula officinalis L.	Calêndula
Malva sylvestris L.	Malva
Matricaria chamomilla L.	Camomila
Ocimum gratissimum L.	Alfavaca
Plantago major L.	Tansagem

Vale ressaltar que as plantas medicinais têm efeitos adversos, e seu uso incorreto pode desencadear efeitos adversos graves. Existe um ditado popular que diz que "se é natural, mal não faz", porém, deve-se tomar muito cuidado no uso das plantas, principalmente quando se associam duas ou mais plantas, em razão da soma e da sinergia possíveis entre os compostos presentes nas plantas medicinais.

Muitas plantas tóxicas são utilizadas na ornamentação, fato que faz com que diversas intoxicações ocorram em ambientes domésticos e principalmente com as crianças, muito devido à ingestão dessas plantas. Dessa forma, é importante conhecer as principais plantas tóxicas (Quadro 1.6) existentes no Brasil, uma vez que algumas espécies são utilizadas na ornamentação e trazem perigo à sociedade.

Quadro 1.6 – Exemplos de plantas tóxicas e seus sintomas

Nome popular	Parte tóxica	Principais sintomas
Mamona	Folha, fruto e semente	Cólicas, vômitos, diarreia, distúrbios alérgicos, asma e espirros
Comigo-ninguém-pode	Folha, caule e seiva	Irritação, inchaço em língua, lábios e gengiva, vômitos e irritação nos olhos
Mandioca-brava	Raiz crua ou malcozida	Intoxicação grave
Saia branca ou trombeteira	Folha, flor, fruto e semente	Febre, boca seca, rubor na face, pupila dilatada, agitação, alucinações e delírios

A fitoterapia é utilizada desde os primórdios da civilização, muito em virtude do conhecimento empírico. Atualmente, conhecemos espécies vegetais que têm efeitos terapêuticos interessantes e outras que apresentam efeitos tóxicos. Portanto, torna-se interessante sempre o aprofundamento nos estudos das plantas medicinais e que seu uso seja acompanhado por um profissional regulamentado para a prescrição de plantas medicinais e medicamentos fitoterápicos.

Síntese

Neste capítulo, abordamos a fitoterapia e constatamos que o uso das plantas medicinais é tão antigo quanto a história da sociedade, inclusive no Brasil. Apesar dos benefícios terapêuticos decorrentes dos metabólitos secundários, estes podem trazer efeitos tóxicos. Por esse motivo, a legislação sobre a fitoterapia é essencial, bem como as atualizações dessas regulamentações no decorrer do tempo.

Com a evolução de políticas públicas que estimulam o uso de plantas medicinais, as monografias e as farmacopeias oficiais são necessárias para que os profissionais habilitados possam prescrever e indicar o uso correto e de acordo com a legislação vigente.

A forma de preparo das plantas medicinais está diretamente relacionada ao seu efeito terapêutico esperado. Assim, é preciso conhecer os métodos extrativos utilizados no cotidiano. Além disso, para as indústrias que trabalham na produção de extratos vegetais, o método de extração e as respectivas características influenciam diretamente no extrato final e na respectiva qualidade.

Ainda ressaltamos que o uso correto das plantas medicinais traz benefícios diretos à saúde humana e que seu uso irracional pode trazer efeitos adversos graves. Dessa forma, é imprescindível que se tenha conhecimento atualizado sobre o uso da fitoterapia e que, com profissionais cada vez mais qualificados, o ditado popular "se é natural, não faz mal" possa ser mudado para "mesmo que seja natural, se mal utilizado, pode, sim, fazer mal".

Para saber mais

O uso de plantas medicinais e fitoterápicos deve sempre levar em consideração as condições de saúde do paciente. Para conhecer mais sobre o uso da fitoterapia na gestação, sugerimos a leitura do artigo "O uso da fitoterapia durante a gestação: um panorama global", escrito por Bruce Cardoso e Vanessa Amaral. O texto está disponível no repositório da Scielo e pode ser acessado por meio do seguinte *link*:

CARDOSO, B. S.; AMARAL, V. C. S. O uso da fitoterapia durante a gestação: um panorama global. **Ciência & Saúde Coletiva**, v. 24, n. 4, abr. 2019. Disponível em: <https://www.scielo.br/j/csc/a/kCwmRVZndwzm7ykRJK845mf/abstract/?lang=pt>. Acesso em: 12 dez. 2022.

Questões para revisão

1. Plantas medicinais são aquelas capazes de aliviar ou curar enfermidades e têm tradição de uso como remédio em uma população ou comunidade. Segundo a PNPMF (Brasil, 2006c), como se define uma planta medicinal?
   a) São espécies vegetais que, administradas somente por via oral na forma de comprimidos, exercem ação terapêutica.
   b) São espécies vegetais que, administradas por qualquer via ou forma, exercem ação terapêutica.
   c) São espécies vegetais que, administradas somente por via oral em forma farmacêutica líquida, exercem ação terapêutica.
   d) São espécies vegetais que, independentemente da via de administração, não terão uma ação sistêmica.
   e) São espécies vegetais administradas somente por via tópica e com ação local.

2. No Brasil, a fitoterapia sempre foi utilizada amplamente, mas somente em 2006 surgiram políticas públicas de incentivo e fiscalização dessa prática. De acordo com a legislação vigente, como se define a fitoterapia de maneira mais adequada?
   a) Terapêutica caracterizada pelo uso de plantas medicinais em suas diferentes formas farmacêuticas, junto a outras substâncias ativas sintéticas.
   b) Terapêutica caracterizada pelo uso de plantas medicinais em suas diferentes formas farmacêuticas, junto a outras substâncias ativas sintéticas em baixas concentrações.
   c) Terapêutica caracterizada pelo uso de plantas medicinais em suas diferentes formas farmacêuticas, junto a outras substâncias ativas isoladas de origem vegetal e sintéticas em pequenas concentrações.

d) Terapêutica caracterizada pelo uso de plantas medicinais em suas diferentes formas farmacêuticas, junto a outras substâncias ativas isoladas de origem vegetal.

e) Terapêutica caracterizada pelo uso de plantas medicinais em suas diferentes formas farmacêuticas, sem a utilização de substâncias ativas isoladas, ainda que de origem vegetal.

3. As plantas como mecanismo de defesa produzem certas substâncias químicas com propriedades distintas chamadas de *metabolitos secundários*. Assinale a alternativa que melhor define e cita exemplos dos alcaloides:

   a) O grupo de alcaloides é caracterizado pelos derivados do hidrocarboneto, sendo importantes na defesa contra insetos e animais predadores; os principais exemplos são os compostos presentes na codeína, na morfina e na cafeína.

   b) O grupo de alcaloides é caracterizado pelos compostos em formato de anel aromático; desenvolvem funções como proteção (taninos, por exemplo, por meio da adstringência), pigmentação (flavonoides), entre outras.

   c) O grupo de alcaloides é caracterizado pelos compostos nitrogenados; nos vegetais, exercem uma importante função como aleloquímicos, ou seja, atuando como repelente, prevenindo ou diminuindo o contato planta-inseto, além de formarem os óleos essenciais.

   d) O grupo de alcaloides é caracterizado pelos compostos nitrogenados, importantes na defesa contra insetos e animais predadores; os principais exemplos são os compostos presentes na codeína, na morfina e na cafeína.

   e) O grupo de alcaloides é caracterizado pelos derivados do hidrocarboneto, constituindo o maior grupo de substâncias químicas provenientes de produtos naturais, incluindo as plantas medicinais; nos vegetais, exercem uma importante função como aleloquímicos, ou seja, atuando como repelente, prevenindo ou diminuindo o contato entre planta e inseto, além de formarem os óleos essenciais.

4. Os métodos extrativos são essenciais na extração dos compostos secundários presentes na matéria-prima vegetal do interior para o exterior da célula. Indique os métodos extrativos, classificando-os em método a quente ou a frio e indique, justificando sua resposta, qual seria um método ideal para o preparo de chá contendo camomila.

5. Quais são os cuidados básicos para evitar intoxicações com plantas tóxicas?

Questão para reflexão

1. Segundo o artigo "Intoxicação por plantas no Brasil: uma abordagem cienciométrica", escrito por Melo et al. (2021, p. 40.920):

> Os dados mais recentes do SINITOX datam de 2016 a 2017, no qual foram identificados 2.028 casos de intoxicações por plantas, 1,17% do total das intoxicações no mesmo período por todas as causas registradas, com 4 óbitos (0,20%), das quais o público infantil de 1 a 9 anos foi o mais afetado com 1.065 casos (52,51%), seguido por adultos 490 casos (24,16%), adolescentes com 121 casos (5,97%) e idosos com 119 casos (5,87%), em sua maioria no meio urbano 1.459 registros (71,94%). As causas mais frequentes são as acidentais, ignorância e o suicídio, predominantemente do sexo masculino, sendo as regiões Sul, sudeste e centro-oeste as mais afetadas, respectivamente.

Analisando os dados ora transcritos, é correto afirmar que as plantas medicinais são isentas de efeitos adversos? Justifique.

Capítulo 2
Fundamentos da apiterapia

Vinícius Bednarczuk de Oliveira

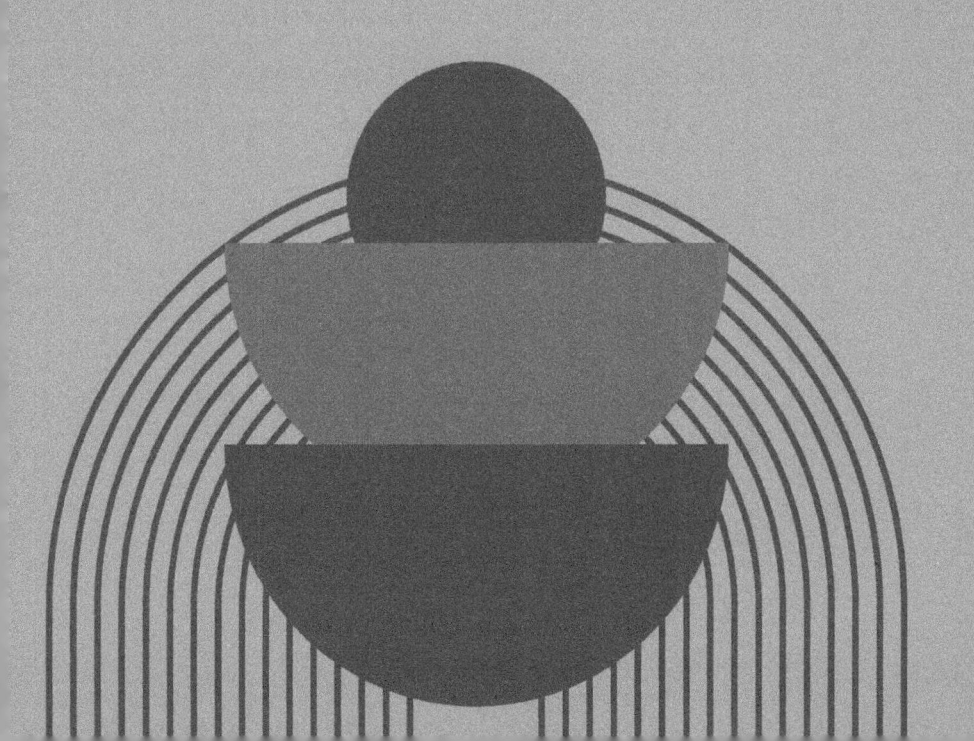

Conteúdos do capítulo:

- O que é a apiterapia.
- Recursos terapêuticos que a apiterapia proporciona.
- Diferentes aplicações terapêuticas da apiterapia.
- Apiterapia como uma das Práticas Integrativas e Complementares em Saúde (Pics).

Após o estudo deste capítulo, você será capaz de:

1. compreender o que é e quais os princípios da apiterapia;
2. apontar os recursos terapêuticos que a apiterapia utiliza;
3. compreender as aplicações de mel, pólen, geleia real, apitoxina e própolis;
4. associar a apiterapia às demais Pics;
5. entender como a apiterapia é utilizada no dia a dia.

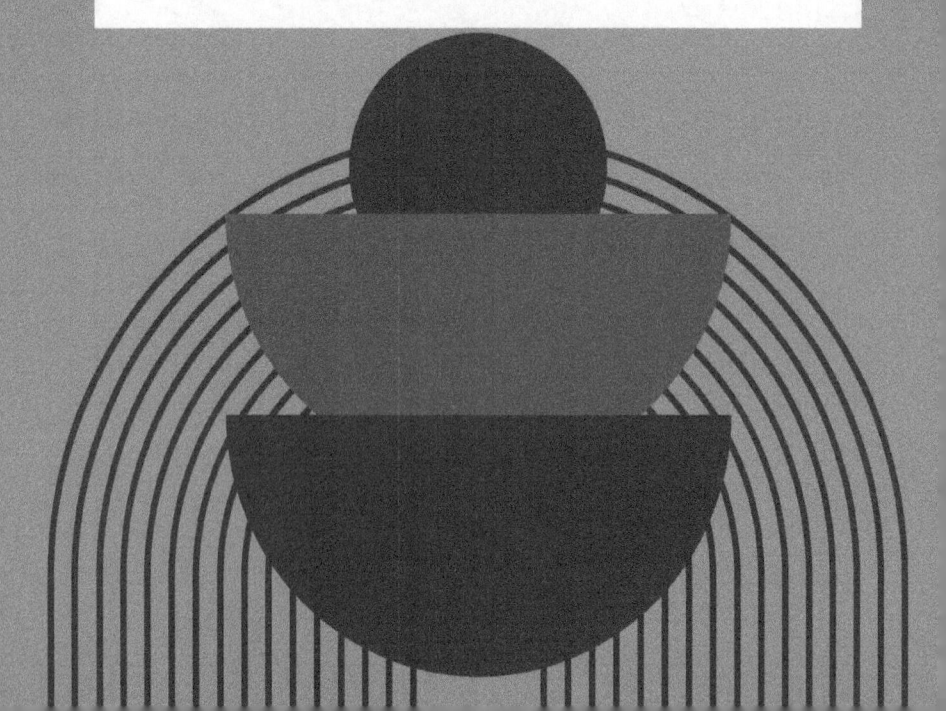

A apiterapia é uma PIC que utiliza produtos derivados das abelhas, como mel, pólen, própolis, geleia real etc., para tratar certa variedade de doenças e melhorar a saúde e o bem-estar. Esses produtos são ricos em nutrientes, antioxidantes, enzimas e outras substâncias que podem ter efeitos benéficos para o corpo humano. Essa PIC ainda carece de mais evidências científicas para apoiar muitos dos benefícios da prática, de modo que esta obra buscar contribuir na fundamentação da prática e na divulgação do conhecimento sobre o tema.

2.1 Apiterapia como prática integrativa e complementar

As Pics foram institucionalizadas no Sistema Único de Saúde (SUS) por meio da Portaria n. 971, de 3 de maio de 2006 (Brasil, 2006a) e da Portaria n. 1.600, de 17 de julho de 2006 (Brasil, 2006b), consolidando assim a Política Nacional de Práticas Integrativas e Complementares no SUS (PNPICS). Entre as Pics incluídas na PNPICS em 2006, estavam contempladas: medicina tradicional chinesa – acupuntura; homeopatia; plantas medicinais e fitoterapia; termalismo – crenoterapia; e medicina antroposófica.

Em 2017 e 2018, as Pics foram atualizadas por meio de duas novas portarias: a Portaria n. 849, de 27 de março de 2017 (Brasil, 2017a), com a atualização de mais 14 PICS, e a Portaria n. 702, de 21 de março de 2018 (Brasil, 2018b), com 10 novas Pics, entre elas, a apiterapia.

De acordo com a Portaria n. 702/2018, atendendo às diretrizes da Organização Mundial de Saúde (OMS), a apiterapia é descrita do seguinte modo:

A apiterapia é método integrativo que utiliza os produtos produzidos pelas abelhas em suas colmeias para promoção e manutenção da saúde, e auxílio complementar no tratamento de algumas condições alteradas, praticado desde a antiguidade conforme mencionado por Hipócrates em alguns textos, e em textos chineses e egípcios. Esses produtos são denominados apiterápicos e incluem a apitoxina, a geleia real e o pólen, a própolis, o mel, dentre outros, que compõem categorias diferenciadas.

A utilização da apitoxina como prática integrativa e complementar recebe a denominação de apipuntura, quando a estimulação ocorre nos pontos estratégicos do corpo similares aos definidos para a acupuntura, seja pela introdução do próprio ferrão da abelha ou por meio de agulhas apropriadas. Porém, outros modos consistem em aplicação sublingual, subcutânea com agulhas, injeções ou tópicas, com processamento industrializado de doses de apitoxina, o que torna a toxina menos ativa. A apitoxina age como anestésico na pele, com ação da endorfina muito alta, e apesar da dor inicial acaba relaxando a área de aplicação.

Em situações específicas, a apiterapia pode contribuir com o Sistema Único de Saúde principalmente quando analisada comparativamente às melhorias que ela pode proporcionar a alguns pacientes, com economia de gastos da instituição pública por utilizar matéria-prima de baixo custo. (Brasil, 2018b)

Dessa forma, com a inclusão da apiterapia nas 29 Pics institucionalizadas pelo Ministério da Saúde, essa prática pode ser realizada no SUS. A apiterapia para fins medicinais utiliza produtos derivados da abelha (Figura 2.1) na promoção da saúde humana, como mel, própolis, entre outros, porém, como em qualquer outra prática tradicional, riscos e benefícios sempre precisam estar embasados cientificamente.

Figura 2.1 – Produtos derivados da abelha utilizados na apiterapia

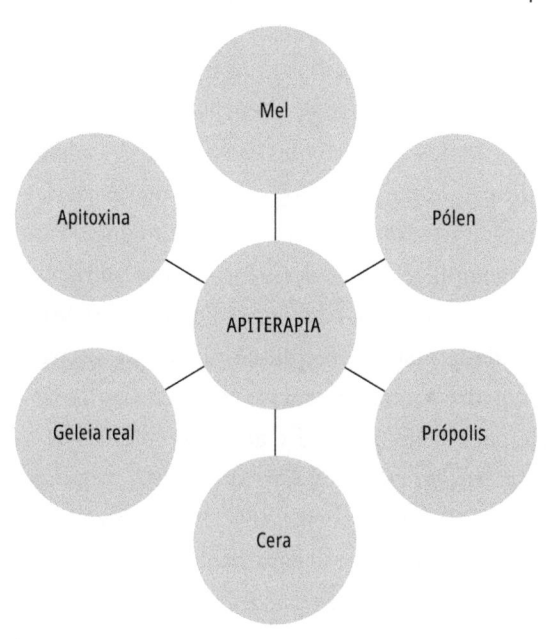

```
           Mel
  Apitoxina     Pólen
        APITERAPIA
  Geleia real   Própolis
           Cera
```

Segundo a Federação Internacional de Associações de Apicultores (Apimondia, 2022), a apiterapia é definida como um conceito médico, baseado em fundamentos científicos que corroboram o conhecimento tradicional, incluindo: procedimentos de produção de abelhas visando ao desenvolvimento médico; transformação de procedimentos de produtos de colmeia, isolados ou em associação com plantas medicinais e seus derivados (apifarmacopeia); e protocolos clínicos que incorporem a utilização da apifarmacopeia e/ou de abelhas (apimedicamentos).

2.2 O Brasil na apicultura

O Brasil é composto por seis tipos de biomas: Amazônia, Mata Atlântica, Cerrado, Caatinga, Pampa e Pantanal, apresentando uma importante biodiversidade, o que permitiu um aumento na produtividade apícula.

A apicultura causa muitos impactos positivos, tanto sociais quanto econômicos, além de contribuir para a manutenção e a preservação dos ecossistemas existentes. A cadeia produtiva da apicultura propicia a geração de inúmeros postos de trabalho, empregos e fluxos de renda, principalmente no ambiente da agricultura familiar, sendo, dessa forma, determinante na melhoria da qualidade de vida e na fixação do homem no meio rural.

A atividade apícola iniciou-se no Brasil a partir de 1839, quando o padre Antônio Carneiro trouxe da região do Porto, em Portugal, para o Rio de Janeiro algumas colônias de abelhas da espécie *Apis mellifera* (Ramos; Carvalho, 2007). Segundo Campêlo (2015), a introdução da abelha africana (*Apis mellifera scutellata*) em 1956 deu um novo rumo para a apicultura brasileira, pois, de modo acidental, as abelhas escaparam do apiário experimental e passaram a se acasalar com as abelhas de raça europeia, formando um híbrido natural chamado de *abelha africanizada*.

O uso de produtos derivados da abelha é muito comum, principalmente o uso do mel, tanto na alimentação quanto na utilização como recurso terapêutico. Contudo, o uso da apitoxina como recurso terapêutico foi viabilizado por meio dos conhecimentos gerados pelo médico austríaco Filip Terc (século XIX), considerado o pai da apitoxina. Filip Terc sofria de intensas dores reumáticas e, após ser atacado por abelhas, reparou que as dores diminuíram sensivelmente e que seus membros retomaram mobilidades perdidas. Esse fato fez com que Terc se dedicasse, entre os anos de 1878 e 1889, ao estudo dos efeitos da apitoxina, e, apesar de a comunidade médica da época desacreditar de seus estudos, o médico austríaco deixou como legado um importante livro, *Začetnik Moderne Apiterapije*, publicado em 1910 (Nascimento; Silva, Bonachela, 2021).

O Brasil tem benefícios na atividade apícola decorrentes das características especiais de flora e clima; e a grande diversidade das floradas silvestres confere ao país certas vantagens, sendo possível produzir méis e outros produtos provenientes da apicultura com características únicas.

2.3 Mel

O mel vem sendo utilizado pelo homem como alimento e por suas propriedades terapêuticas desde o período da pré-história. Por muito tempo, o mel foi retirado dos enxames de maneira extrativista e predatória, certas vezes causando danos ao meio ambiente e matando as abelhas. Entretanto, com o tempo, o homem foi aprendendo a proteger seus enxames, instalá-los em colmeias racionais e manejá-los de modo que houvesse maior produção de mel sem causar prejuízo para as abelhas (Pereira et al., 2016).

Figura 2.2 – Mel escorrendo dos favos

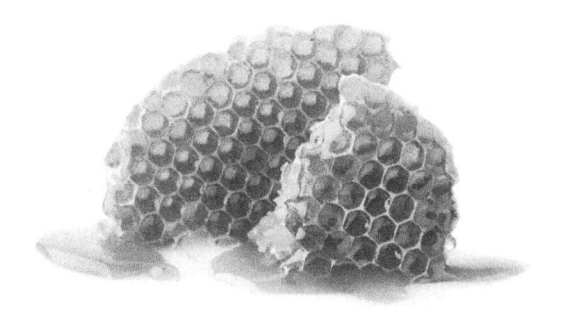

Dionisvera/Shutterstock

O mel é uma substância natural que as abelhas produzem a partir do néctar das flores, o qual é transportado para a colmeia, onde são iniciados os processos que levam o néctar a se transformar em mel: o néctar recebe enzimas das abelhas provenientes das glândulas hipofaringeanas, nas quais a enzima invertase promove a inversão da sacarose em frutose e glicose. A composição do mel está intimamente relacionada à sua origem botânica, ao processamento e às condições ambientais.

Segundo o documento da Embrapa (Empresa Brasileira de Pesquisa Agropecuária) intitulado *Mel: características e propriedades* (Camargo et al., 2006, p. 9), o mel pode ser caracterizado como uma "substância viscosa, aromática e açucarada obtida a partir do néctar das flores e/ou nectários extraflorais e exsudatos sacarínicos secretados por insetos sugadores de seiva, que as abelhas melíficas produzem".

A coloração do mel é uma das características que mais influencia a preferência dos consumidores. A coloração está intrinsecamente relacionada com a origem floral, o processamento e o armazenamento, os fatores climáticos durante o fluxo do néctar e a temperatura na qual o mel amadurece na colmeia. Segundo um estudo publicado por De-Melo et al. (2018), a proporção de macronutrientes e micronutrientes, como frutose, glicose, aminoácidos livres, substâncias polifenólicas e sais de ferro, o conteúdo de minerais e a instabilidade da frutose em solução ácida são fatores que podem determinar o escurecimento do mel.

O mel não foi apenas considerado um alimento ou um adoçante, mas também foi usado como um remédio para estimular a cicatrização de feridas, a regeneração de tecidos e o alívio gastrointestinal ou de distúrbios, gengivite e várias outras patologias. O efeito terapêutico do mel resulta de sua composição química e da presença de várias moléculas antioxidantes, incluindo compostos fenólicos, como os flavonoides e os ácidos fenólicos. Os constituintes do mel com benefícios para a saúde incluem ácidos fenólicos (exemplos: ácido gálico e ácido ferúlico), flavonoides (exemplos: apigenina e quercetina), ácido ascórbico, proteínas, carotenoides e certas enzimas, como glicose oxidase e catalase.

Vários compostos fenólicos contribuem para as propriedades funcionais de produtos derivados da abelha, incluindo suas atividades antioxidantes, antimicrobianas, antivirais, anti-inflamatórias, antifúngicas, cicatrizantes e cardioprotetoras (Borges et al., 2021).

O mel tem sido tradicionalmente usado para tratar feridas, picadas de insetos, queimaduras, doenças de pele, feridas e bolhas. Vários estudos, tanto *in vitro* (ensaios realizados fora do organismo vivo) quanto *in vivo* (ensaios realizados em organismos vivos), têm demonstrado que o mel tem efeito antimicrobiano, atividade antiviral, antifúngica, anticâncer e antidiabética. Além disso, promove efeito protetor nos sistemas cardiovascular, nervoso, respiratório e gastrointestinal. Um estudo demonstrou que o mel tem efeito protetor em condições fisiológicas caracterizadas por altos níveis de radicais livres, como os de atletas que praticam esportes de alto rendimento (Teyssier, 2019).

O uso do mel como agente antimicrobiano também é conhecido desde a Antiguidade. Diversos estudos sobre a atividade antibacteriana do mel demonstram que ele parece atuar tanto em bactérias gram-positivas quanto em bactérias gram-negativas, embora as primeiras sejam mais sensíveis. Estudos demonstram eficácia contra as seguintes bactérias: *Helicobacter pylori*, *Pseudomonas aeruginosa*, *Escherichia coli*, *Mycobacterium tuberculosis*, *Staphylococcus aureus*, *Proteus spp.*, *Salmonella enterica*, *Acinetobacter baumannii* e *Vibrio cholerae* (Israili, 2014).

Além disso, estudos demonstram uma associação entre um risco reduzido de doenças cardiovasculares e o consumo de alimentos enriquecidos com alguns compostos também presentes no mel, como flavonoides e vitamina C (Al-Waili et al., 2013; Olas, 2020). O efeito cardioprotetor dos flavonoides foi amplamente demonstrado, sendo decorrente dos seguintes mecanismos: redução da atividade das plaquetas sanguíneas; prevenção da oxidação do colesterol LDLs (*Low Density Lipoprotein*); e melhora da vasodilatação coronariana.

2.4 Pólen

Segundo a Associação Brasileira de Estudos das Abelhas, o pólen pode ser caracterizado como

> o elemento da planta que contém o gameta masculino das plantas com flores. Os grãos de pólen são produzidos nas anteras e, ao alcançarem os óvulos de uma flor da mesma espécie, ocorrerá a fecundação e a formação de frutos e sementes. O processo de transferência do grão de pólen da estrutura masculina para a estrutura feminina da flor é chamado de polinização e ocorre, na maioria das vezes, com a ajuda de agentes externos, como o vento, a água e animais que se alimentam do pólen ou do néctar, como as abelhas. (Abelha, 2023)

Figura 2.3 – Grãos de pólen

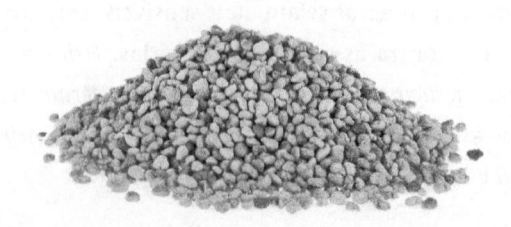

O pólen é utilizado como alimentos a séculos, mas o termo *pólen* só foi utilizado no século XVII, derivado do grego *pales*, que significa "farinha" ou "pó". O pólen é considerado um conjunto de minúsculos grãos produzidos pelas flores das angiospermas ou pelas pinhas masculinas das gimnospermas. O estudo do pólen é a palinologia (Braga, 2019).

O grão de pólen é considerado um alimento no qual é possível encontrar cerca de 200 substâncias nas diferentes espécies. Entre as principais substâncias do pólen, destacamos as seguintes, de acordo com Melo et al. (2009):

- proteínas (média de 22,7%);
- aminoácidos (média de 10,4%), entre eles, valina, leucina, isoleucina, fenilalanina, triptofano e outros aminoácidos;
- açúcares como glicose, frutose e sacarose;
- lipídios (média de 5,1%), sendo 2% composto de ácidos gordos essenciais, como o ácido linoleico, e 1,1% de fitoesteróis (substâncias lipossolúveis semelhantes à molécula de colesterol, produzidas pelas plantas e presentes em óleos vegetais), como o sitosterol;
- compostos fenólicos (estruturas químicas com o grupo hidroxila ligado à cadeia carbônica) (média de 4%), incluindo polifenóis, como campferol e quercetina, as catequinas e os ácidos fenólicos, como ácido clorogênico, ácido cafeico, ácido cinâmico, entre outros ácidos;
- vitaminas (até 0,7% da composição), entre elas, as vitaminas lipofílicas (vitaminas A e E) e as hidrofílicas (complexo B e vitamina C).

O pólen, além de seu elevado valor nutricional e da presença de compostos bioativos, tem sido estudado quanto às suas atividades e aos seus potenciais terapêuticos, e, de modo geral, estudos demonstram ação antiandrogênica, como anti-inflamatória, antioxidante, antimicrobiana e agente antitumoral.

As atividades terapêuticas estudadas do pólen vão depender de qual espécie ele pertence. Por exemplo, o pólen da espécie vegetal *Papaver spp.* (papoula) tem atividade antitussígena, já o pólen da espécie vegetal *Rosmarinus officinalis* L. (alecrim) tem atividade digestiva. Dessa forma, quando se procura utilizar o pólen para benefício da saúde humana, torna-se necessário conhecer a espécie vegetal à qual ele pertence.

2.5 Própolis

A palavra *própolis* é derivada do grego *pro* (em defesa) e *polis* (cidade ou comunidade), ou significa "em defesa da comunidade". Na colônia de abelhas, esse material tem um valor muito importante, auxiliando nos processos de construção e de adaptação e na função antimicrobiana, garantindo, assim, um ambiente asséptico (Auricchio et al., 2006).

Figura 2.4 – Própolis puro

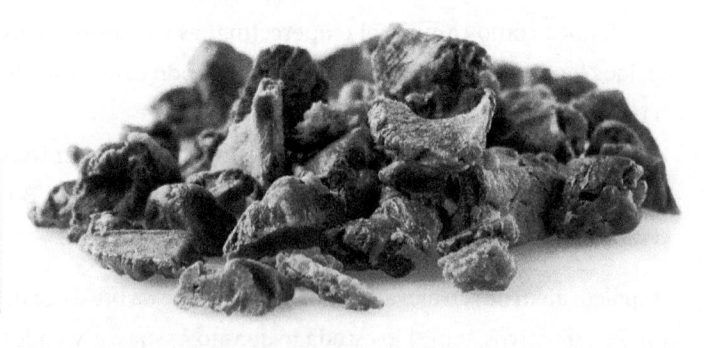

Dionisvera/Shutterstock

A própolis é uma mistura complexa de materiais resinosos e balsâmicos coletados pelas abelhas melíferas em brotos, flores e exsudatos das plantas; esses materiais, por meio das secreções salivares e enzimas, formam o produto final denominado *própolis*.

> É um material quebradiço quando frio e se torna dúctil e maleável quando aquecido. Seu ponto de fusão é variável entre 60-70 °C, sendo que pode atingir, em alguns casos, até 100 °C. A coloração da própolis é dependente de sua procedência e pode variar do marrom escuro passando a uma tonalidade esverdeada até o marrom avermelhado, dependendo da flora de origem e idade. Possui um odor característico que pode variar de uma amostra para outra. (Soares et al., 2017, p. 256)

A vegetação presente em volta da colmeia pode determinar a composição química da própolis, além das reservas de pólen e mel. Em razão das diferenças nas características que compõem a própolis, suas atividades farmacológicas podem variar de acordo com a região em que ela foi produzida.

Generalizando, a composição da própolis "contém 50-60% de resinas e bálsamos, 30-40% de ceras, 5-10% de óleos essenciais, 5% de grão de pólen, além de microelementos como alumínio, cálcio, estrôncio, ferro, cobre, manganês e pequenas quantidades de vitaminas B1, B2, B6, C e E" (Lustosa et al., 2008, p. 447). Entre os fenóis que fazem parte da composição da própolis, temos os flavonoides (quercetina e kaempferol), além de terpenoides e fenilpropanoides como os ácidos cafeíco e clorogênico (Lustosa et al., 2008).

A própolis é conhecida por sua atividade antimicrobiana contra bactérias, fungos e vírus, porém essa atividade pode variar de acordo com a composição da própolis, e as substâncias responsáveis por essa atividade ainda não foram descritas em sua totalidade, em virtude da variedade de substâncias que existem entre uma amostra e outra.

Diversas preparações farmacêuticas e cosméticas utilizam esse produto em sua formulação, como: pastilhas, pastas de dente, comprimidos, gomas de mascar, loções, cremes faciais, tinturas, pomadas, soluções para bochecho, *spray* bucal e para garganta, cápsulas e *shampoos*. Essas aplicações fazem com que a própolis seja continuamente pesquisada por diversos grupos de estudos ao redor do mundo.

2.6 Cera de abelha

A cera da abelha tem como objetivo construir os favos de mel, sendo produzida por meio de quatro glândulas que estão presentes na parte inferior do abdômen da abelha. A alimentação da abelha, rica em pólen, faz com que as glândulas cerígenas produzam a cera; e, com aproximadamente 10 dias de vida, as abelhas produzem a maior quantidade de cera.

Figura 2.5 – Cera de abelha

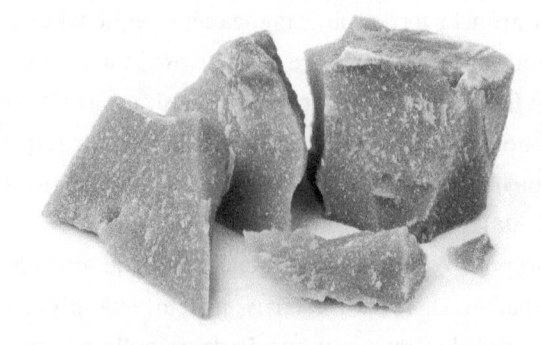

A composição da cera depende da espécie de abelha. Por exemplo, a *Apis mellifera* com ferrão produz uma cera diferente da cera das abelhas nativas do Brasil sem ferrão, e a cera produzida por essas abelhas (sem ferrão) tem, em sua composição, gomas naturais, colas e resinas, tornando a cera mais resistente do que a cera das demais espécies (Sousa, 2020).

A cera da abelha é um produto natural com frações lipossolúveis e hidrossolúveis, ou seja, solúveis em óleo e solúveis em água. O ponto de fusão da cera de abelha varia entre 62 e 65 °C, mas a 35 °C a cera de abelha já se torna maleável (Sousa, 2020).

Por ser um produto inerte, a cera de abelha não se dissolve em água, apenas em solventes orgânicos, como clorofórmio e éter, assim como em óleos e gorduras. A coloração é influenciada pelo pólen colhido pelas abelhas durante o processo, e a cera nova normalmente apresenta coloração esbranquiçada, mas pode variar de amarelo até vermelho alaranjado. Com o envelhecimento dos favos, a cera se torna escura, com coloração castanha, e, quando exposta ao sol, é descorada. A cera quando fria é quebradiça, com densidade de 0,95 g/mL, flutuando sobre a água (Barros; Nunes; Costa, 2009).

A cera de abelha tem diversas aplicações, entre elas: em instrumentos musicais; no lustre e no curtimento da madeira; em cera de sapatos; no polimento de metais; em lubrificantes; na indústria alimentícia; na indústria de cosméticos; entre outras (Mutsaers et al., 2006).

Na indústria cosmética, a cera de abelha é utilizada como emulsificante e aglutinante de óleos e gorduras que não derretem facilmente. Por essa razão, os cosméticos frios são muito duros ou consistentes e não derretem facilmente ao sol, tal como acontece com as gorduras sólidas. Assim, a cera de abelha é frequentemente utilizada em cremes, pomadas e loções (Mutsaers et al., 2006).

A cera de abelha não contém proteínas, gorduras e carboidratos, portanto, não se trata de um alimento. Ela pode ser utilizada em dores reumáticas, em razão da capacidade de transferência e retenção de calor, além de ser utilizada em massagens e compressas quentes em músculos e articulações. Além disso, pode ser utilizada em cones na extração de cera de ouvidos e na produção de velas (Mutsaers et al., 2006).

2.7 Geleia real

A geleia real é um produto excretado pela glândula faríngea de abelhas operárias da espécie *Apis mellifera* e apresenta odor pungente e coloração amarelo-esbranquiçada (Poiani, 2007).

Figura 2.6 – Geleia real produzida por abelhas

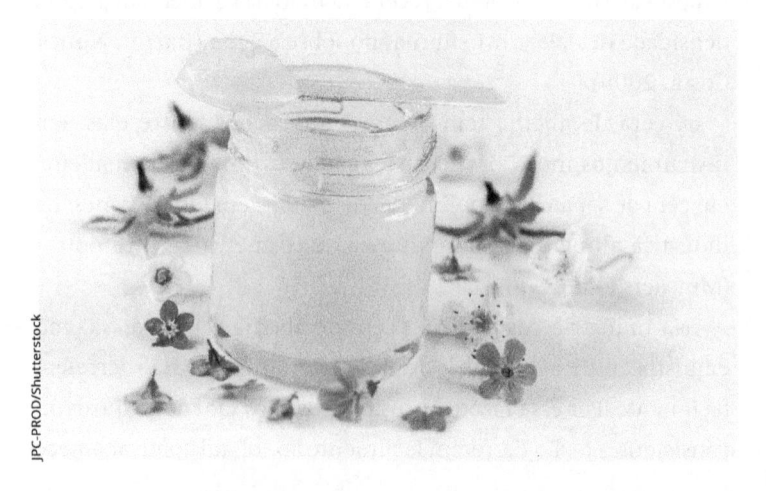

JPC-PROD/Shutterstock

Em sua constituição, quando fresca, a geleia real apresenta de 50 a 60% de água e cerca de 18% de proteínas; quando esse material está seco, as proteínas representam a maior fração de sua constituição. Os carboidratos constituem em torno de 15% de seu conteúdo, compostos principalmente de glicose e frutose. As gorduras representam de 3 a 6% do total e são formadas, principalmente, de ácidos graxos hidroxila curtos ou ácidos dicarboxílicos (contém dois grupos orgânicos funcionais carboxílicos) com 8 a 12 átomos de carbono. Além de sua composição de macronutrientes, a geleia real é rica em fenóis, vitaminas (especialmente niacina e do complexo B), minerais e oligoelementos (Garcia-Amoedo; Almeida-Muradian, 2002).

O uso da geleia real é recomendado nos casos de problemas gastrointestinais, hipertensão, falta de apetite, dietas, insônia, entre outras aplicações. Usada na forma pura ou misturada, na apiterapia é utilizada na forma seca em cápsulas. Já em uso externo, a geleia real pode ser acrescentada em produtos cosméticos, estimulando a formação de tecidos saudáveis e o crescimento capilar (Mutsaers, 2006).

2.8 Apitoxina

A palavra *apitoxina*, do latim *apis* (abelha) e *toxikon* (veneno), significa "veneno da abelha". Produzido pelas glândulas, o veneno da abelha, ou seja, a apitoxina, é a forma de defesa das abelhas fêmeas e da colmeia, além atuar com eficiência na comunicação entre elas por meio dos feromônios de alarme. Esses feromônios sinalizam para as demais operárias da colmeia onde está o possível inimigo (Leandro et al., 2015).

As propriedades terapêuticas da apitoxina são descritas desde Hipócrates, que empregou as picadas de abelha nele próprio; já Galeno (médico e filósofo romano de origem grega – 130 d.C.) e Carlos Magno (imperador romano em 800 d.C.) receberam um tratamento semelhante em articulações com artrite. Atualmente, a apitoxina tem sido empregada de modo restrito em alguns países. Além disso, há pesquisas das indústrias farmacêuticas na procura de aplicações da apitoxina nas doenças (Dantas et al., 2013).

Para poder utilizar a técnica, é necessário realizar a extração de apitoxina, descrita por Hilder em 1988, que consiste em esvaziar a bolsa de veneno pelo ferrão, fazendo pressão no abdômen da abelha e coletando seu líquido em microcápsula (Wesselius et al., 2005). Mas essa técnica manual de coletar apitoxina é propensa a contaminações por apresentar conteúdo estomacal das abelhas e fragmentos diversos. Já na apiterapia, é possível utilizar diretamente o ferrão, técnica também conhecida como *apicupuntura* ou *apipuntura* (Pascoal et al., 2019).

O uso da apitoxina (Figura 2.7) pode auxiliar no tratamento de diversas doenças, como dermatológicas, hematológicas, otorrinológicas, pulmonares, osteoarticulares, cardiológicas, neurológicas, degenerativas, endocrinológicas, genitourinárias, digestivas, autoimunes, imunológicas, psicológicas e infecciosas, a exemplo da Síndrome de Deficiência Imunológica Adquirida (AIDS) e da malária. Destacamos que o veneno das abelhas tem quatro ações principais: (1) antinflamatória; (2) analgésica; (3) vasomotora; e (4) de imunoativação. Essas ações dependem das frações e das quantidades das enzimas presentes na toxina, sendo tais enzimas importantíssimas, como: melitina, apamina, histamina, minimina, entre outras (Dantas et al., 2013).

Figura 2.7 – Aplicação do ferrão da abelha

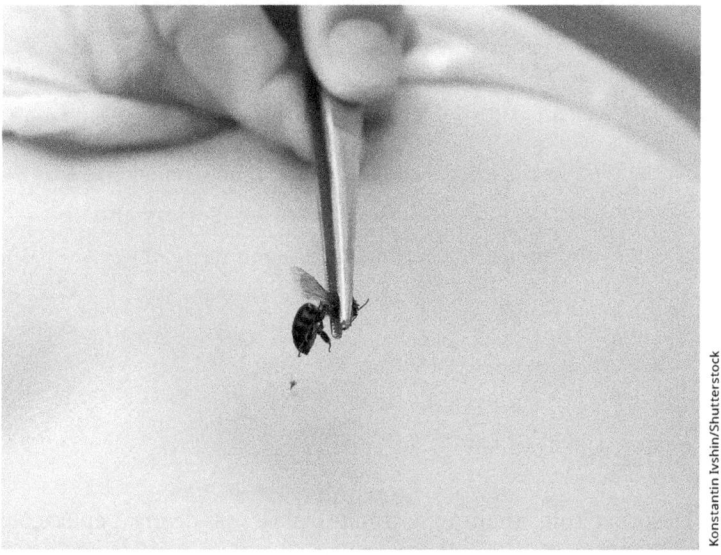

Konstantin Ivshin/Shutterstock

A apitoxina pode atuar no equilíbrio das defesas do organismo, porém, ressaltamos que ela é contraindicada para alérgicos, como é o caso de indivíduos diabéticos, hemofílicos, insuficientes renais ou de mulheres grávidas, entre outros (Aufschnaiter et al., 2020).

O uso da apitoxina como tratamento na apiterapia ainda é muito restrito no mundo ocidental, porém diversos artigos estudam os benefícios da utilização dessa técnica. Nesse contexto, é necessário que, antes da aplicação da apitoxina, seja verificado o histórico alérgico do paciente, além de sua sensibilidade a esse tipo de tratamento (Aufschnaiter et al., 2020).

> **Para saber mais**
>
> O uso dos produtos da apiterapia é muito benéfico à saúde humana. Se quiser conhecer mais sobre o uso do mel na diabetes, sugerimos a leitura do artigo indicado a seguir:
>
> CRUZ, I. D. et al. Benefícios do uso do mel no tratamento do pé diabético: Scoping Review. **Research, Society and Development**, v. 9, n. 7, 2020. Disponível em: <https://rsdjournal.org/index.php/rsd/article/view/4663/4454>. Acesso em: 12 dez. 2022.

Síntese

Neste capítulo, analisamos a apiterapia e suas diversas aplicações. A apiterapia consiste no uso de diversos produtos provenientes da abelha, como o mel, o pólen, a própolis, a geleia real, a cera de abelha e a apitoxina.

A apiterapia, de modo indireto, é utilizada no cotidiano, principalmente na forma de alimento, por meio do consumo do mel. Contudo, os produtos provenientes da abelha têm diversas aplicações terapêuticas em razão da composição química, que é variável na maioria dos produtos, pois dependem da vegetação que está ao redor da colmeia. Assim, é importante que o profissional que atue na apiterapia conheça as diversas aplicações dessa técnica com diversidade terapêutica.

Questões para revisão

1. As Pics foram institucionalizadas no SUS por meio da publicação de portarias ministeriais e atualizadas por duas portarias. Em que ano a apiterapia foi atualizada como prática integrativa e complementar?
   a) 2006.
   b) 2010.
   c) 2017.
   d) 2018.
   e) 2020.

2. Analise a descrição a seguir: "substância viscosa, aromática e açucarada obtida a partir do néctar das flores e/ou nectários extraflorais e exsudatos sacarínicos secretados por insetos sugadores de seiva, que as abelhas melíferas produzem" (Camargo et al., 2006, p. 9). Essa descrição é correspondente a qual produto da apiterapia?
   a) Própolis.
   b) Mel.
   c) Geleia real.
   d) Pólen.
   e) Cera de abelha.

3. Correlacione os itens indicados a seguir de acordo com a descrição do produto da apiterapia:
   I) Mel
   II) Pólen
   III) Própolis
   IV) Cera de abelha
   V) Geleia real
   VI) Apitoxina

( ) Utilizada na construção dos favos de mel, é produzida por meio de quatro glândulas que estão presentes na parte inferior do seu abdômen.
( ) Elemento da planta que contém o gameta masculino das plantas com flores.
( ) Forma de defesa das abelhas fêmeas e da colmeia, além de atuar com eficiência na comunicação entre elas por meio dos feromônios de alarme.
( ) Mistura complexa de materiais resinosos e balsâmicos coletado pelas abelhas melíferas em brotos, flores e exsudatos das plantas, que, por meio das secreções salivares e enzimas, formam o produto final.
( ) Substância natural que as abelhas produzem a partir do néctar das flores.
( ) Produto excretado pela glândula faríngea de abelhas operárias da espécie *Apis melífera*, com odor pungente e coloração amarelo-esbranquiçada.

Agora, assinale a alternativa que apresenta a sequência correta:

a) II – IV – III – VI – I – V.
b) V – II – I – VI – III – IV.
c) IV – II – VI – III – I – V.
d) I – IV – V – VI – III – II.
e) IV – III – I – V – VI – II.

4. É correto afirmar que a utilização da apitoxina como prática integrativa e complementar pode receber a denominação *apipuntura*?

5. Pontue cinco benefícios da utilização da própolis na saúde humana.

Questão para reflexão

1. A composição de alguns produtos na apiterapia, como mel, pólen e própolis, pode variar e apresentar atividades terapêuticas diferentes. Reflita sobre os fatores que influenciam diretamente nessa mudança de composição química.

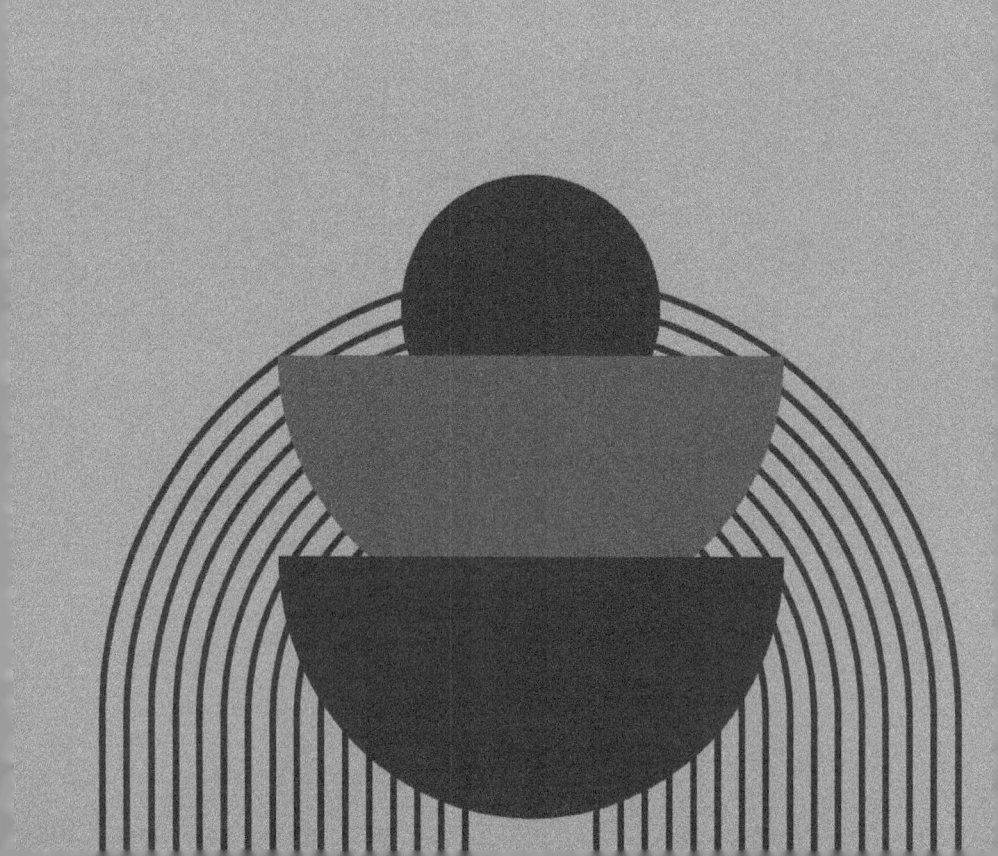

Capítulo 3
Aromaterapia

Benilda Luiza Klingelfus

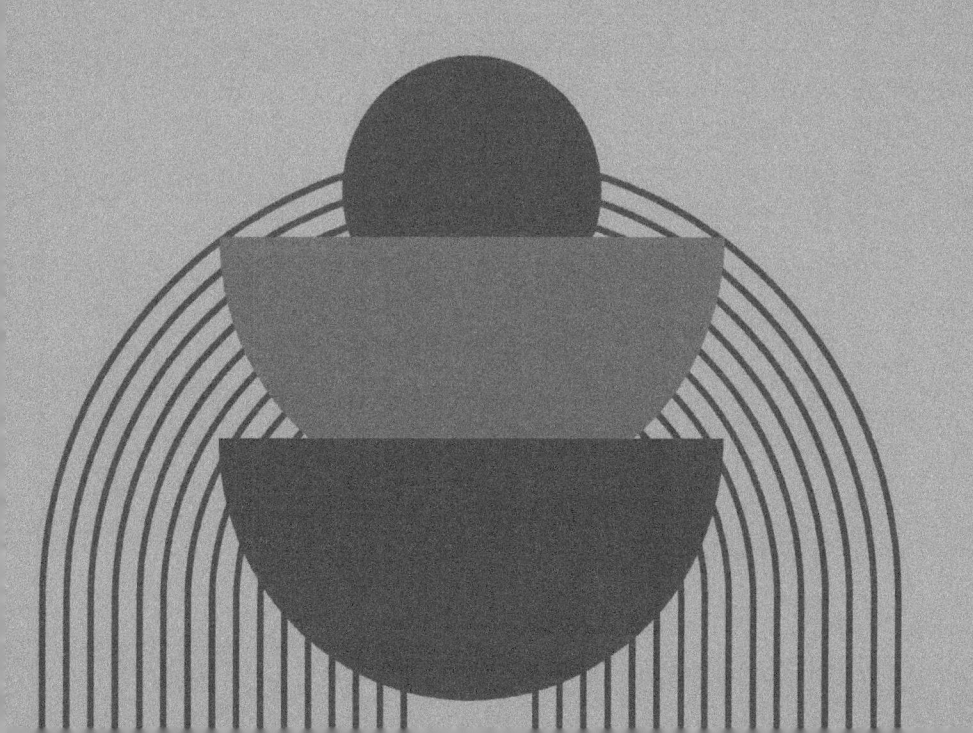

Conteúdos do capítulo:

- História da aromaterapia.
- Características químicas e botânicas dos óleos essenciais.
- Ação dos óleos essenciais.
- Métodos de obtenção dos óleos essenciais.
- Aromaterapia na prática.
- Propriedades de alguns óleos essenciais.
- Aspectos relativos à toxicidade dos óleos essenciais.

Após o estudo deste capítulo, você será capaz de:

1. relacionar fatores históricos da aromaterapia de sua origem aos dias atuais;
2. compreender as características químicas e botânicas das plantas aromáticas;
3. reconhecer os métodos de obtenção dos óleos essenciais;
4. selecionar óleos essenciais aplicados a cada tipo de cliente e finalidade;
5. aplicar a aromaterapia para a prevenção de doenças e a promoção da saúde e do bem-estar.

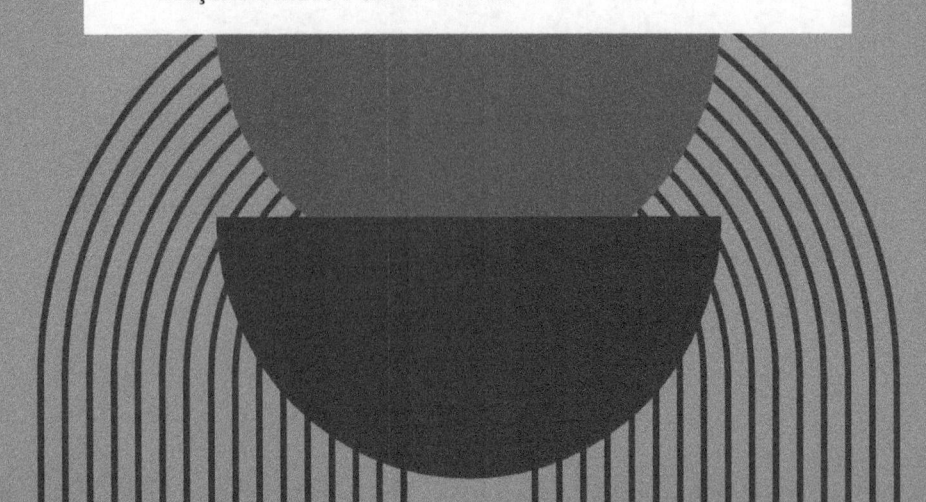

Aromaterapia consiste em uma prática terapêutica milenar que compreende a utilização de extratos voláteis de plantas – óleos essenciais (OE) – para a promoção da saúde e do bem-estar, utilizada inicialmente em rituais e cerimônias religiosas (Brasil, 2018b). No Brasil, é reconhecida como uma das Práticas Complementares e Integrativas em Saúde (Pics), inserida no Sistema Único de Saúde (SUS) com o advento da Portaria n. 702, de 21 de março de 2018 (Brasil, 2018b).

Conforme a Portaria 702/2018, a aromaterapia consiste na aplicação individual ou coletiva, podendo estar associada à outras práticas como a terapia floral, acupuntura, reflexologia e fitoterapia. Por se tratar de uma prática multiprofissional, vem sendo empregada por vários profissionais da saúde como médicos, enfermeiros, farmacêuticos, odontólogos, psicólogos e naturistas holísticos, com o propósito de promover o equilíbrio físico e emocional do indivíduo (Brasil, 2018b).

Neste capítulo, abordaremos as características químicas dos OE e suas aplicações com finalidade terapêutica, de modo a garantir sua utilização segura e consciente.

No decorrer deste estudo, você compreenderá as variadas formas de obtenção dos OE e suas características apropriadas à aplicação. Ainda, evidenciaremos a importância de realizar a anamnese antes de começar a tratar o cliente, os cuidados com a aplicação e as indicações dos OE mais empregados na terapêutica.

3.1 História da aromaterapia

As civilizações antigas já se beneficiavam do uso dos OE, obtidos de plantas aromáticas, para curar a mente, o corpo e o espírito, o que torna a aromaterapia um elemento central na arte da cura desde os primórdios das civilizações (Hoare, 2010).

Pela observação dos animais e dos benefícios que as plantas desenvolviam em seu organismo, o homem aprendeu a utilizar as folhas, as raízes, os frutos e os óleos. Suas descobertas eram relatadas nos escritos, observadas por alquimistas, botânicos e médicos no decorrer da história, e foram passando pelas gerações em direção ao que conhecemos hoje como *fitoterapia* e *aromaterapia* (Farrer-Halls, 2015).

Provavelmente, o incenso foi a primeira forma de utilização dos aromas, por meio da queima de galhos e folhas, observando-se que a fumaça produzia efeitos diferentes de acordo com a planta, como sono, alívio de doenças, estimulante. Aos poucos, as práticas foram incorporadas em vivências religiosas e místicas, mantidas até os dias de hoje, como a queima de incensos nos altares hindus, budistas e também na Igreja católica (Farrer-Halls, 2015).

Na Índia, era hábito utilizar o óleo de sândalo em todas as casas, inclusive na construção, para garantir a proteção. Os babilônios utilizavam o óleo na massa em suas edificações, e o templo do Rei Salomão foi construído com óleo de pinho, por sua ação de relaxamento e generosidade. Os egípcios tinham grande preocupação com saúde e higiene; consta que, no ano 1500 a.C., já existia o desodorante para o corpo, desenvolvido no Egito, assim como a massagem com óleos perfumados. Na prática do embalsamamento, eram utilizados os óleos como antissépticos e para a conservação do corpo (Hoare, 2010).

Os gregos influenciaram o Oriente Médio e também registraram em livros suas descobertas e seus conhecimentos, que passaram a fazer parte da medicina, no decorrer dos séculos. Entre os grandes influenciadores das práticas naturais, destacamos: Hipócrates, que utilizou em seus estudos e trabalhos as plantas medicinais; Teofrasto, que escreveu o primeiro tratado sobre aroma, *Tratado sobre os odores*; Pedânio Dioscórides, que escreveu um livro a respeito da medicina fitoterápica – *De matéria médica*, que influencia até hoje o conhecimento sobre as ervas medicinais; Galeno (130-120 d.C.), médico e filósofo romano, que também influenciou o uso de ervas medicinais e o início da farmacologia (Hoare, 2010).

3.1.1 Idade Média

Na Idade Média, época em que não existia o hábito de banhos diários, as ervas aromáticas eram dispostas no chão para garantir o aroma mais agradável. Há relatos de que eram utilizadas bolas perfumadas pelas pessoas, ou frutas cítricas, como as laranjas espetadas com cravo ou a própria planta aromática, para garantir um aroma mais agradável e também porque se acreditava que esse aroma era capaz de repelir infecções – na época, a peste (Hoare, 2010).

Avicena (989 d.C.), médico árabe do final do século X, período em que a medicina árabe era a mais moderna do mundo ocidental, reformulou o aparelho de destilação utilizado para obtenção dos OE e ainda refinou o processo (Hoare, 2010). Avicena escreveu mais de 100 livros, entre os quais se destacam: *O livro da cura*, que tratava das ciências naturais, da psicologia, da astronomia e da música, além de assuntos exclusivamente médicos, e o *Cânon da medicina*, no qual ele resumia o conhecimento médico dos seus antecedentes gregos, romanos e árabes, acrescentando ao resumo as suas próprias constatações. No Cânon, ele relaciona nada menos do que 760 substâncias (Hoare, 2010).

Na Idade Média, contamos ainda com outros estudiosos da ciência:

- **Paracelso** – "médico, cirurgião e alquimista do século XVI, foi a primeira pessoa a realizar e registrar a dissociação de agentes químicos ativos nas plantas" (Hoare, 2010, p. 12).
- **Culpeper** – Botânico, especialista em ervas medicinais e médico do século XVII, catalogou centenas de plantas e ervas medicinais e em 1653, publicou *Complete Herbal*, que causou profundo impacto na medicina (Hoare, 2010).

3.1.2 Era Moderna

O interesse pela utilização dos OE e produtos naturais levou ao desenvolvimento da aromaterapia moderna, por intermédio das pesquisas realizadas por cientistas franceses e italianos nos séculos XIX e XX. Entre os pesquisadores, destacamos René Gatefossé, químico francês que, após um acidente de laboratório em 1910, descobriu os benefícios do óleo essencial de lavanda ao aplicá-lo sobre suas mãos, que haviam sofrido queimaduras, e surpreendeu-se com sua eficácia ao reduzir a dor e acelerar o processo de cura. Isso levou o químico a desenvolver várias pesquisas e utilizar pela primeira vez o termo *aromathérapie* em 1928, marcando o início da aromaterapia que conhecemos atualmente (Farrer-Halls, 2015).

Entre os anos 1920 e 1930, a Itália despertou seus interesses para os OE com o Dr. Renato Cayola e o Dr. Giovani Garri, os quais abordaram os efeitos dos OE sobre o sistema nervoso, a pressão sanguínea, seus efeitos calmantes e, ainda, sua capacidade antibacteriana. O Dr. Jean Valnet, continuando com as pesquisas de Gatefossé, passou a utilizar os OE em queimaduras e ferimentos de soldados durante a Guerra da Indochina (1948-1959) e, após esse período, tratou também pacientes psiquiátricos com aromaterapia e fitoterapia, observando bons resultados para a saúde emocional e psicológica. Em 1964, escreveu o livro *L'Aromathérapie* (Hoare, 2010).

Marguerite Muray, bioquímica e pesquisadora, ficou conhecida como a mãe da prática da aromaterapia moderna. Observou a eficácia dos OE no cuidado do corpo e da pele, para fins cosméticos e terapêuticos, por via inalatória, assim como por meio da massagem corporal, ressaltando sua ação sobre o corpo e a mente. Muray escreveu o livro *Le Capital Jeunesse* (1961). Seu trabalho foi continuado por Micheline Arcier, que passou a dedicar sua vida à aromaterapia e criou o primeiro centro de treinamento de aromaterapia, reconhecido pela International Federation of Aromatherapists, que representa o principal centro de aromaterapia do Reino Unido (Hoare, 2010).

Para saber mais

A Federação Internacional de Aromaterapeutas (International Federation of Aromatherapists – IFA) é o órgão credenciado que fornece, a todos os aromaterapeutas em todo o mundo, informações, suporte profissional e treinamento a praticantes e não praticantes, promovendo a qualificação internacional por meio de centros credenciados. O IFA está ativamente envolvido com a melhoria dos padrões acadêmicos na prática da aromaterapia, sendo uma instituição comprometida com a promoção e conscientização da aromaterapia e a divulgação de informações para o público em geral, bem como desenvolve

> iniciativas de projetos de caridade na área médica. Para saber mais, acesse o *link* indicado a seguir:
>
> IFA – International Federation of Aromatherapists. Disponível em: <https://ifaroma.org/en_GB/home>. Acesso em: 12 dez. 2022.

3.1.3 Era Contemporânea

A partir dos anos 1970, a Organização Mundial da Saúde (OMS) criou o Programa de Medicina Tradicional, com vistas ao desenvolvimento de novas políticas de saúde, assumindo o compromisso de promover o incentivo aos Estados-membros à execução de políticas públicas para o uso racional e integrado da MT/MCA (Medicina Tradicional e Medicina Complementar e Alternativa) nos sistemas nacionais de atenção à saúde, além do desenvolvimento de pesquisas científicas para a garantia da segurança e eficácia. As terapias naturais passaram, então, a fazer parte do rol de Pics, contemplando, além dos sistemas médicos complexos, recursos terapêuticos para a promoção da saúde (Brasil, 2006c).

A partir dos anos 1980, com a criação do SUS, estados e municípios brasileiros passaram a implantar novas metodologias, culminando com a Política Nacional de Práticas Integrativas e Complementares (PNPIC) no SUS, por meio da Portaria n. 971, de 3 de maio de 2006 (Brasil, 2006a), sendo inicialmente reconhecidas a medicina tradicional chinesa-acupuntura, a homeopatia, a fitoterapia, a medicina antroposófica e o termalismo.

A aromaterapia fundamenta-se nos princípios holísticos, os quais veem o indivíduo como um todo e não tem por objetivo o cuidado somente físico, abordando o cuidado emocional por meio de OE selecionados por suas propriedades terapêuticas específicas que visam à promoção da saúde e à prevenção de doenças (Hoare, 2010).

Nesse contexto, essa prática é compatível com outras práticas integrativas, como a terapia floral e a acupuntura, com exceção da homeopatia, que deve ser preservada de aromas e fortes odores.

3.2 Principais características dos óleos essenciais

Os OE são compostos produzidos pelas plantas, a fim de garantir a defesa e a sobrevivência destas, e, de acordo com sua localização, apresentam características diferentes. É importante reconhecer que os óleos, muitas vezes, contam com mais de 250 componentes, os quais determinam diferentes ações terapêuticas; além disso, deve haver cuidados em sua aplicação. Para a utilização assertiva dos OE, faz-se necessário conhecer sua composição química e suas principais características, fatores que determinam as propriedades terapêuticas de cada óleo essencial (Wolffenbüttel, 2019).

3.2.1 Fundamentos químicos

A maioria dos OE é formada basicamente por átomos de carbono (C), hidrogênio (H) e oxigênio (O), os quais, ao se ligarem uns aos outros, formam estruturas denominadas *moléculas*, ou *cadeias moleculares*, originando estruturas complexas. As moléculas de isopreno, formadas por uma cadeia ramificada de cinco compostos de carbono e anéis denominados *anéis aromáticos*, são as mais comuns na constituição dos OE. Os terpenos constituem uma família importante de hidrocarbonetos aromáticos insaturados e estão presentes na estrutura química da maioria dos OE, por exemplo, o óleo de melaleuca, que possui 30% de terpenos em sua composição (Hoare, 2010).

A propriedade química do óleo essencial é determinada pela natureza química da essência sintetizada pela planta, que sofre influência direta das condições de cultivo e, claro, de sua espécie, além do processo de extração, que interfere em seu grau de pureza (Hoare, 2010).

Existem dois fatores importantes que definem as propriedades químicas dos OE: "A natureza química da essência sintetizada pela planta, que depende da espécie botânica e do local de origem ou de cultivo e o processo de extração, pois alguns processos utilizam solventes que irão interferir na composição química do óleo obtido" (Hoare, 2010, p. 21).

De acordo com sua natureza química, os OE são classificados em duas categorias principais, segundo Hoare (2010):

1. compostos de carbono e hidrogênio, denominados *terpenos*;
2. compostos de carbono, hidrogênio e oxigênio, denominados *compostos oxigenados*.

Segundo Hoare (2010), os **terpenos** podem ainda ser classificados, de acordo com a presença de hidrocarbonetos aromáticos insaturados, em:

- monoterpenos – apresentam alta volatilidade e pouco odor;
- sesquiterpenos e diterpenos – têm odor intenso.

Podemos definir, ainda, que os OE são substâncias gordurosas não voláteis, produzidas pelas plantas e classificados por sua composição química em monoterpenos, sesquiterpenos, ésteres, fenóis, álcoois, aldeídos, lactonas e ácidos, de acordo com sua atividade bioquímica em grupos funcionais (Nascimento; Prade, 2020).

Os OE são ricos em componentes químicos, podendo chegar a 300 componentes, com diferentes ações terapêuticas, o que faz com que apresentem muitas funções. Por isso a literatura descreve variadas funções dos óleos, como ação antifúngica e calmante, isso sendo possível em razão de sua composição rica em substâncias químicas. Nesse caso, os componentes dos OE são classificados em componentes majoritários, em maior proporção, e resíduos ou traços, em menor quantidade, ou componentes de sinergia (Wolffenbüttel, 2019).

Conforme Hoare (2010), de acordo com as ligações que ocorrem entre seus átomos, formam-se grupos funcionais orgânicos, os quais definem as características químicas e as propriedades terapêuticas dos OE, como podemos observar no quadro a seguir.

Quadro 3.1 – Propriedades químicas dos OE

Grupo funcional	Óleo essencial	Propriedades terapêuticas
Aldeídos Sufixo (al)	Citral, citronelal – limão	Anti-inflamatório, calmante, reconfortante, antisséptico e antifúngico
Cetonas Sufixo (ona)	Verbenona – alecrim Tujona – tuia	Regenerativo, curativo e mucolítico
Álcoois Sufixo (ol)	Linalol – tomilho Gerariol – rosa, gerânio	Anti-infeccioso, diurético e imunoestimulante,
Ácidos	Benzoico – benjoim Gerânico – gerânio	
Ésteres Álcool + ácido	Éter linalil	Sedativo, antiespasmódico e antifúngico
Fenóis Sufixo (ol)	Timol – tomilho	Antiinfeccioso, bactericida, fungicida
Óxidos Derivados dos álcoois	Óxido de linalol – cineol	Expectorante
Lactonas e cumarinas	Umbeliferona – cenoura e angélica	Anticonvulsivo, calmante e sedativo

Fonte: Elaborado com base em Hoare, 2010.

É importante observar a sensibilidade do paciente e a quantidade de óleo a ser aplicada sobre a pele para evitar irritações e processos alérgicos.

Além de serem utilizados na indústria cosmética, os OE apresentam grande utilidade em outras áreas, constituindo fonte de matéria-prima para a indústria farmacêutica, de saúde, higiene e alimentos e, ainda, do mercado de tintas e agricultura (Deschamps; Biasi, 2009).

3.2.2 Fundamentos botânicos

Os OE são obtidos das plantas aromáticas, produzidos e armazenados em estruturas especializadas, como idioblastos (estruturas de secreção interna, células hipertróficas que contém óleos e ou resinas) e tricomas glandulares (locais que atraem insetos) e em suas células secretórias, com objetivo de proteger as plantas da ação de insetos e outros predadores, mas também têm a função de atrair insetos benéficos, como as abelhas, que ajudam a polinização. Em muitas plantas, as células secretórias estão na superfície, como em folhas e flores; em outras, estão no caule e até mesmo na raiz, como veremos mais à frente. Após o processo de extração – normalmente destilação por vapor –, esses óleos passam por mudanças químicas sutis e transformam-se nos OE, aplicados na aromaterapia (Farrer-Halls, 2015).

Da mesma forma que a composição química, as características botânicas das plantas são importantes na aromaterapia para o reconhecimento das funções dos OE. Suas características genéticas garantem a composição do óleo e as famílias determinam as características funcionais, por exemplo, lamiáceas, que compreendem o maior número de OE (lavanda, hortelã), mirtáceas (eucalipto) rutáceas (cítricas), ciperáceas (cipreste), pináceas (pinheiro), poáceas (capim-limão), oleáceas (jasmim) e rosáceas (rosas). Além disso, as partes da planta também definem as propriedades terapêuticas dos OE (Hoare, 2010).

Os OE são armazenados em várias estruturas das plantas, e essa capacidade de armazenamento depende da espécie da planta e da idade de suas células secretoras, que podem ser divididas em *internas* (células parenquimáticas diferenciadas[1], bolsas esquizógenas ou lisígenas[2] e canais oleíferos) e *externas*, denominadas *tracomas glandulares*. Essas estruturas secretoras distribuem-se em diferentes órgãos das espécies aromáticas e, portanto, o óleo essencial pode ser obtido por meio de flores (calêndula, camomila, lavanda), frutos (erva doce), sementes (noz moscada), folhas (menta, capim-limão, eucalipto), caules (canela, carqueja), raízes (vetiver) e rizomas (gengibre). O teor de óleo pode variar de acordo com o órgão e o estágio da planta (Deschamps; Biasi, 2009).

Por que a plantas produzem OE?

Os OE são produzidos pelas plantas para sua proteção. As plantas produzem substâncias químicas denominadas *compostos metabólitos* primários e secundários; entre os primários estão os açúcares e os compostos nitrogenados, os quais desempenham papel fundamental às funções vitais da planta, e entre os secundários estão os flavonoides, as saponinas e os OE, os quais desempenham funções como proteção, atração de insetos para polinização e, ainda, evitam a perda de água e o aumento da temperatura foliar (Wolffenbüttel, 2019).

---

1 Tipo de tecido vegetal, chamado *fundamental* ou *de preenchimento*, formado por células vivas com a função de reserva.
2 Estruturas secretoras.

A autodefesa garante a sobrevivência da planta, evitando a aproximação de animais e insetos, ou ainda age como fator de atração, promovendo a polinização ou a disseminação das sementes. As folhas podem apresentar a ação de defesa por meio de seus óleos ricos em terpenos, os quais evaporam rapidamente e não são atrativos para os animais que poderiam alimentar-se da planta (Farrer-Halls, 2015).

Os OE presentes nas cascas dos frutos e no tronco das plantas apresentam proteção contra herbívoros e também impedem o desenvolvimento de fungos e bactérias, além de atuar como regeneradores das plantas (Wolffenbüttel, 2019).

Já as flores permitem a polinização das plantas, pois o aroma é agradável, tanto para o ser humano quanto para os insetos que atuam como polinizadores. É curioso observar que as flores exalam fragrâncias específicas de acordo com o polinizador que será atraído – por exemplo, abelhas e borboletas são atraídas pelo aroma adocicado, já as mariposas são atraídas pelo forte aroma exalado pelo jasmim, que floresce à noite, e ainda algumas flores têm odores que atraem as moscas polinizadoras. Essas características e a intensidade do aroma dependem ainda de solo, intensidade luminosa e clima em que as plantas se desenvolvem (Hoare, 2010).

3.3 O que são os óleos essenciais?

Os OE são substâncias produzidas em células secretórias específicas das plantas, tornando-se OE após o processo de extração. Podem apresentar diferenças, mesmo quando produzidos de uma mesma planta, quando forem extraídos de partes diferentes da espécie vegetal, cultivados e extraídos por métodos diferentes. Isso ocorre porque os OE são componentes do metabolismo da planta. Nesse sentido, podem ser diferentes de acordo com a parte, com o momento de desenvolvimento ou em razão da complexidade da composição da planta; e podem sofrer modificações físico-químicas por meio de reações químicas diversas com o meio ambiente, o solo e a ação da luz solar. Estão presentes em todas as plantas, porém sua obtenção depende da quantidade produzida e de suas propriedades (Wolffenbüttel, 2019).

A maioria dos OE é leve, transparente e não gorduroso; alguns apresentam maior viscosidade ou certa coloração, dependendo de sua origem. Os OE são voláteis e não inflamáveis, aromáticos, solúveis no álcool e em óleos vegetais, como os de amêndoas, de semente de uva e outros. Essa característica é importante, pois, como vimos anteriormente, os OE são quimicamente ativos e apresentam alta concentração de princípios ativos, podendo ser irritantes à pele, sendo mais seguro diluí-los antes da aplicação sobre ela. Eles também têm como característica sua alta volatilidade e, por esse motivo, devem ser armazenados ao abrigo da luz e do calor (Farrer-Halls, 2015).

3.4 Métodos de obtenção dos óleos essenciais

Diferentes métodos para extração (retirada do óleo da espécie vegetal) podem ser utilizados para a obtenção dos OE, de acordo, principalmente, com o valor comercial do produto e a parte da planta da qual será extraído o óleo (Deschamps; Biasi, 2009).

Os OE poderão apresentar características diferentes quando forem obtidos de partes diferentes da planta, quanto o processo de cultivo for diferente e, ainda, quando o método de extração for diferente, pois podem sofrer alterações químicas conforme o processo de extração (Wolffenbüttel, 2019).

Os métodos mais comuns são a **hidrodestilação** e o **arraste de vapor**, denominado *método de extração por fluído supercrítico*, que tem a vantagem da obtenção de um óleo com maior qualidade, por não apresentar resíduos de solvente em sua composição final. Em espécies aromáticas em que o óleo obtido representa alto valor comercial e pouco rendimento, como o jasmim, o método de **enfleurage** tem maior rendimento. Já para frutos cítricos, como a laranja e o limão, a **prensagem** é um método mais produtivo (Deschamps; Biasi, 2009).

No quadro a seguir, podemos observar algumas espécies vegetais e a procedência dos OE.

Quadro 3.2 – Partes da planta das quais são extraídos os OE

Parte da espécie vegetal	Óleo essencial obtido
Pétalas das flores	Jasmim, rosa
Casca de frutos	Laranja, limão, bergamota
Folhas, galhos, pequenos frutos	Alecrim, eucalipto, *petitgrain* (óleo de laranja amarga)
Cascas das árvores, lenho	Canela, sândalo
Resinas da casca, goma	Olíbano
Sementes	Cominho

Fonte: Elaborado com base em Wolffenbüttel, 2019.

Como podemos observar, os óleos essenciais são obtidos de diferentes estruturas das plantas, como a casca, o caule e as folhas, o que explica os diferentes métodos de extração e valores, pois, para obtenção de 5 mL, há necessidade, muitas vezes, de grande quantidade da parte especializada da planta.

3.4.1 Hidrodestilação

A hidrodestilação é um método amplamente empregado, principalmente para as pesquisas científicas. Trata-se de um processo em que é colocada a parte da planta que contém o óleo aromático em um balão ou recipiente com água e submetê-lo ao aquecimento, geralmente realizado com manta elétrica. Os constituintes do óleo essencial são liberados em decorrência da volatilização e arrastados pela água em ebulição, por meio de um aparelho de destilação, até encontrarem o condensador – tubo de resfriamento no qual ocorre a condensação do óleo e da água, que não se misturam, o que permite seu desmembramento para serem coletados separadamente (Deschamps; Biasi, 2009).

O óleo essencial tem densidade inferior à da água e, nesse processo, são obtidas duas fases, sendo a superior o óleo essencial e a inferior, a água, que, após o processo, é denominada *hidrolato*, por conter substâncias químicas do óleo que são solúveis em água. Além disso, o óleo pode ser utilizado para fins terapêuticos, para crianças e animais de pequeno porte (Wolffenbüttel, 2019).

3.4.2 Arraste por vapor

No processo de arraste por vapor, o óleo essencial é obtido pela ruptura da parede celular, das bolsas ou tricomas secretores, a uma temperatura de 80 °C. Para esse processo, é utilizado um sistema composto de quatro estruturas de aço inoxidável: caldeira, extrator, condensador e separador. A água arrasta o óleo essencial na forma de vapor, e essa mistura óleo-água (OA), ao encontrar o condensador, será resfriada e coletada no separador em duas fases; e a água será chamada também de *hidrolato* (Wolffenbüttel, 2019).

3.4.3 *Enfleurage*

O método *enfleurage* permite a obtenção de OE de alta qualidade a partir de flores como violeta, rosa e jasmim, que são aplicados na cosmetologia.

O método de *enfleurage,* ou enfloração, consiste no processo de extração por gordura vegetal ou animal, que tem a capacidade de absorver os constituintes voláteis das pétalas das flores. Nesse processo, as flores ou suas pétalas são acondicionadas em placas de gordura em temperatura ambiente por certo período, causando menos danos aos componentes dos óleos. As flores são substituídas durante o processo, repetidas vezes, até que se observe que a camada de gordura está saturada com o óleo essencial (Deschamps; Biasi, 2009).

A gordura obtida com o óleo essencial é denominada *concreto* ou *pomada* e pode ser utilizada em cosméticos para o corpo, óleos de massagem e de banho e unguentos. A separação do óleo da gordura pode ser feita com álcool de cereais e agitação e decantação. Trata-se de um método extremamente caro, porém ainda utilizado na cosmetologia (Wolffenbüttel, 2019).

3.4.4 Prensagem a frio

Método reconhecido internacionalmente, a prensagem a frio realiza a prensagem à temperatura ambiente para a extração de OE cítricos, como os da laranja e do limão. Por esse motivo, os óleos obtidos são denominados *óleos cítricos,* já que as frutas cítricas são ricas em OE em suas cascas e tal processo permite o aproveitamento das cascas das frutas no ciclo de obtenção de sucos (Deschamps; Biasi, 2009).

Esse processo evita a possibilidade de ocorrerem reações catalíticas e rearranjos entre os componentes químicos de estrutura ácida e altamente reativos presentes na casca das frutas; já o método a vapor permitiria alteração química pelo calor e, consequentemente, alteração do aroma. No entanto, o método a vapor promove a degradação de uma substância química denominada *bergapteno* (5-metoxipsoraleno – MOP), que pode causar manchas na pele sob a exposição solar. Nesse sentido, destacamos a importância do conhecimento do processo de extração dos óleos cítricos e a orientação quanto à exposição ao sol (Wolffenbüttel, 2019).

3.4.5 Extração com solventes

A extração com solventes é o método mais econômico e tem como objetivo principal a obtenção de um aroma mais próximo daquele observado nas flores. Utiliza baixas temperaturas, de modo que causa menos danos aos componentes dos óleos. As flores recém-coletadas são acondicionadas em recipientes em contato com solventes, à temperatura ambiente. O solvente penetra na planta e extrai o óleo, mas também pode carrear pigmentos e ceras, o que torna o processo comprometido por não estar livre de contaminantes. Para obtenção do óleo puro, o material obtido é submetido à evaporação em baixa temperatura, favorecendo a evaporação do solvente e a obtenção do óleo (Deschamps; Biasi, 2009).

A extração com solventes é adequada no caso de plantas cujos OE podem sofrer alguma alteração pelo calor, como os óleos de jasmim, rosa ou benjoim. Esses óleos têm fragrância mais rica, porém componentes não voláteis, como cera e corantes vegetais, permanecem no óleo – geralmente, é utilizado um solvente orgânico, como acetona, benzeno ou propanona, que extrai o óleo, as ceras e outros componentes. O solvente é removido, e o extrato obtido passa por um segundo processo de destilação por pressão reduzida, que não permite a elevação da temperatura, mas promove a evaporação do solvente. O óleo obtido após o resfriamento apresenta uma constituição de cera, a qual é lavada com álcool, separando, por fim, o óleo essencial, após o resfriamento e nova filtragem (Hoare, 2010).

A definição do método de extração depende das características da planta, porém, 90% dos OE são obtidos pelo método de destilação, e os óleos das frutas cítricas, por expressão (espremedura, extração) em equipamentos mecânicos, contendo um alimentador, com dispositivos que separam as cascas das frutas, que são comprimidas para a extração do óleo essencial (Hoare, 2010).

3.5 Propriedades e classificação dos principais óleos essenciais

De acordo com Hoare (2010, p. 38), os OE apresentam as seguintes propriedades:

> Em geral são obtidos na forma líquida, apesar do nome podem não ser oleosos. São voláteis, com diferentes graus de evaporação, são inflamáveis e, portanto, devem ser armazenados longe do fogo e em local fresco. Não se misturam com água, mas são solúveis em álcool e outros óleos. Aromáticos, são muito potentes, de modo que geralmente são diluídos em um óleo carreador.

A classificação dos OE nos permite compreender sua aplicação de maneira mais específica. É importante saber que, dentro de uma classificação, os OE têm características e propriedades específicas que são fundamentais para sua aplicação (Essential Life, 2018).

No quadro a seguir, podemos verificar alguns OE e suas principais aplicações, bem como sua origem.

Quadro 3.3 – Classificação dos OE

Tipos de óleos	Origem	Propriedades	Emoções
Cítricos	Frutas suculentas: bergamota, laranja, limão	Estimulante, revigorante, antisséptico, calmante, antimicrobiano, energizante, antioxidante	Alegria e energia
Floral	Flores: gerânio, lavanda, rosa	Anti-inflamatório, relaxante, anti-histamínico, analgésico, regenerativo, antiviral	Tranquilidade
Especiarias	Cascas, raízes, sementes e brotos: gengibre, canela, cravo	Aquecimento, estimulante digestivo, imunoestimulante, antiemético, anti-infeccioso	Caridade, recepção e mente ativa
Ervas	Folhas e partes verdes das plantas: melissa, orégano, hortelã-pimenta	Imunoestimulante, desintoxicante, antiviral, antifúngico, carminativo, antibacteriano	Mente aberta, confiança
Raízes	Vetiver, sândalo	Calmante, sedativo, restaurador	Foco e consciência
Madeira	Tronco, folhas, ramos, bagas, casca e madeira: petitgrain	Regenerativo, relaxante, analgésico, estimulante	Serenidade

(continua)

(Quadro 3.3 – conclusão)

Tipos de óleos	Origem	Propriedades	Emoções
Resinas	Copaíba	Anti-inflamatório, analgésico, restaurador do tecido, antidepressivo, imunoestimulante	Conexão, nutrição.
Folhas	Melaleuca e eucalipto	Antisséptico, revigorante, anti-inflamatório, analgésico, antibacteriano	Fortalecimento, calma, abertura a novas ideias, iluminação

Fonte: Elaborado com base em Essential Life, 2018.

De acordo com sua origem na planta, os OE apresentam variadas composições químicas, as quais interferem em sua ação medicamentosa.

3.6 Ação dos óleos essenciais

Os OE são voláteis e sempre são captados pelo nosso olfato, sendo a mucosa nasal, os pulmões e o sistema nervoso central as portas de entrada dos OE em nosso organismo.

3.6.1 Olfato

Quando inalamos o ar durante a aplicação do óleo, seja por massagem corporal, seja por ação do difusor ou, ainda, por *spray*, suas partículas são captadas e direcionadas aos pulmões e ao sistema nervoso central através das narinas, da traqueia e dos brônquios.

Para a opção de ação dos OE por via olfativa, é fundamental o conhecimento acerca dos aromas e sua ação sobre os aspectos emocionais de cada indivíduo. O aroma é a principal característica do óleo essencial; por meio da captação pelo olfato, o indivíduo sentirá bem-estar, relaxamento e alívio de suas emoções (Nascimento; Prade, 2020).

As estruturas que nos permitem perceber e sentir o aroma estão no interior da estrutura nasal e no interior do sistema nervoso central. O sistema olfativo é a única parte do sistema nervoso que está em contato direto com o ambiente. Por meio do olfato, recebemos as informações aromáticas provenientes dos OE. O sistema olfativo tem mais de 100 milhões de células receptoras, com uma vida média de 30 a 60 dias e com perda de 1% ao ano, o que significa que temos redução do olfato durante a vida – por esse motivo, algumas pessoas idosas tendem a perder a sensibilidade ao aroma (Wolffenbüttel, 2019).

As substâncias devem apresentar algumas características específicas para alcançar o sistema olfativo, de acordo com Wolffenbüttel (2019, p. 53): "Volatilidade – sua molécula pequena permite que se torne gás ou vapor à temperatura ambiente; Hidrossolúvel – esta característica permite sua solubilização no muco aquoso da mucosa nasal; Lipossolúvel – para atingir o neurônio olfativo".

O mecanismo se inicia nas fossas nasais, formadas por duas cavidades separadas pelo septo nasal, com a função de promover a respiração, a fonação e a olfação. O formato da fossa nasal permite a formação da corrente de ar de fluxo inferior que se direciona para a respiração pulmonar, atinge a parte inferior das fossas nasais, recoberta por mucosa rica em vasos sanguíneos. Já a corrente de fluxo de ar superior se direciona para a região olfativa, que promove a percepção do aroma. O epitélio olfativo, que reveste o teto da cavidade nasal, é composto por três tipos de células: receptoras; de sustentação; e basilares. As células receptoras ou neurônios olfativos, ao se agruparem com outras células receptoras, formam os nervos olfativos, que se dirigem aos bulbos olfativos no interior do crânio, na base do encéfalo. No interior de cada bulbo olfativo, ocorre a comunicação com as células mitrais e com as células do glomérulo olfativo, que darão origem ao trato olfativo, dividido em estrias olfativas – entre elas, a medial se liga intimamente ao sistema límbico (Wolffenbüttel, 2019).

O sistema límbico, também chamado *cérebro emocional*, é responsável pelas emoções, pelos sentimentos e pela memória emocional, sendo a principal estrutura do cérebro relacionada a essa área (Mazzo, 2016).

A estrutura formada pelos nervos olfativos, bulbos olfativos, estrias olfativas e córtex olfativo primário é denominada *rinencéfalo* ou *encéfalo olfativo* e faz parte do lobo límbico, o qual, juntamente a outras estruturas, forma o sistema límbico, que detém a função importante relacionada ao comportamento emocional (medo, raiva, tristeza e alegria) (Wolffenbüttel, 2019).

Assim, é por meio do olfato que ocorre a primeira forma de ação do óleo essencial, produzindo ações emocionais como tranquilidade e bem-estar. A conexão entre as células receptoras olfativas e o sistema límbico explica por que o aroma dos OE e outros odores produzem respostas emocionais e até mesmo lembranças de tempos passados. Nos pulmões, os OE permeiam a mucosa e as estruturas internas do trato respiratório, possibilitando a assepsia, uma melhor expansão dos movimentos relativos à respiração e a eliminação de secreções, além de atingirem a corrente sanguínea (Hoare, 2010).

3.6.2 Absorção através da pele: permeabilidade cutânea

A pele é formada por um complexo sistema de interações moleculares e celulares, reguladas de modo a promover as respostas ao meio ambiente. É formada por vários tipos de células interdependentes. Constitui-se um sistema altamente organizado com as células em constante renovação, promovendo a manutenção de uma barreira eficaz de proteção dos órgãos subjacentes por meio da junção dermoepidérmica. Segundo Klingelfus (2002), a arquitetura física, química e biológica da pele promove múltiplas funções, como:

- barreira de proteção das estruturas internas do organismo à ação de agentes externos, assim como à perda de água, de eletrólitos e de outras substâncias do meio interno;
- proteção imunológica;
- termorregulação;
- secreção.

A pele divide-se em três camadas: a mais externa, a epiderme; a intermediária, a derme; e a mais interna, a hipoderme. Histologicamente, a epiderme é formada por um epitélio estratificado, escamoso queratinizado, formado por quatro tipos de células, com funções específicas, que promovem a renovação celular, a coesão entre as células adjacentes, a proteção e a permeação cutânea. A segunda camada, ou camada intermediária, a derme, abriga as estruturas vasculares, nervosas e os anexos subcutâneos (glândulas sebáceas, sudoríparas e folículos pilosos), que proporcionam proteção contra ações mecânicas e nutrientes para epiderme e apêndices cutâneos. A derme também comporta os sistemas nervoso, linfático e sanguíneo. A hipoderme é constituída de tecido adiposo, relaciona-se com a derme por meio da junção dermo-hipodérmica; além da reserva nutritiva, promove a proteção mecânica dos organismos (Klingelfus, 2002).

A permeação cutânea é um fator importante, pois a epiderme constitui a barreira semipermeável, permitindo somente que moléculas hidrofílicas (afinidade pela água) possam atravessá-la por meio das glândulas sudoríparas, enquanto as glândulas sebáceas permitem a absorção de substâncias lipofílicas (afinidade pelos óleos). Essa permeabilidade varia de acordo com a região do corpo. Vários fatores interferem no grau de absorção dos óleos através da epiderme, por exemplo, uma pele mais idosa apresenta baixa renovação celular, sendo formada por uma camada de células denominadas *queratinócitos*, que impedem a permeação cutânea (Hoare, 2010).

A massagem aromaterápica permite a permeação dos OE por meio das glândulas sebáceas e dos folículos pilosos, possibilitando a ação terapêutica dos óleos. A pele aquecida promove a permeabilidade, pois o calor reduz a viscosidade do óleo, favorecendo sua absorção, assim como promove a dilatação dos vasos sanguíneos na derme, permitindo a passagem dos OE para a corrente sanguínea. Esse processo ocorre de maneira mais acelerada em razão do maior fluxo sanguíneo próximo à superfície da pele, promovendo a distribuição dos óleos pelo corpo (Hoare, 2010).

A forma de aplicação dos OE deve ser cuidadosamente observada, levando-se em conta as características individuais de cada pessoa.

3.6.3 Ação emocional

Os óleos apresentam também ação emocional e mental, isto é, atuam como antidepressivos e ansiolíticos. O óleo de rosas por exemplo, pode ser adicionado a um óleo de massagem ou creme corporal com a finalidade de ação antidepressiva.

> **Para saber mais**
>
> No livro indicado a seguir, o autor ensina como empregar a aromaterapia como forma de recuperar o equilíbrio da mente e das emoções. Com base em casos clínicos, explica a influência dos OE, assim como apresenta os tipos indicados em casos emocionais específicos, contemplando orientações sobre como mudar hábitos, libertar-se de vícios e tornar-se uma pessoa mais feliz.
>
> PRICE, S. **Aromaterapia e as emoções**: como usar óleos essenciais para equilibrar o corpo e a mente. Tradução de Márcia Frazão. 14. ed. Rio de Janeiro: Bertrand, 2002.

3.7 Aromaterapia na prática

A aromaterapia é uma prática integrativa e complementar reconhecida pela OMS e pode ser empregada em todas as fases da vida, sem interferir em outros tratamentos medicamentosos, porém, como vimos anteriormente, os OE apresentam uma composição química complexa e, para seu uso, é importante tomar alguns cuidados, além de conhecer suas aplicações e características. Desse modo, vamos, a seguir, observar aspectos importantes da aromaterapia.

3.7.1 Reconhecimento pela Organização Mundial da Saúde

Em 1962, a OMS empregou pela primeira vez o termo *medicina alternativa*, mas somente em 1978 passou a recomendar a

Estados-membros o uso integrado de práticas naturais como técnicas auxiliares da medicina moderna pelo SUS. Entre os anos de 2002 e 2005, passou a conceituar o termo *medicina complementar alternativa* (MCA) como a utilização de práticas não convencionais, porém presentes em crenças sanitárias, como o uso de plantas medicinais, com o objetivo de promover o bem-estar e a saúde. Foi a partir da 8ª Conferência Nacional de Saúde (1986) que a OMS destacou a importância da saúde universal e preventiva, e após a 10ª Conferência Nacional de Saúde (1996), a qual apresentou e passou a divulgar o estímulo à pesquisa nessas áreas, que se iniciou a utilização de práticas alternativas no Brasil como forma de promover a atenção integral, assim como a incorporação de práticas integrativas nos princípios básicos do SUS (Wolffenbüttel, 2019).

Como vimos, a aromaterapia é regulamentada pela Portaria n. 702/2018:

> A aromaterapia é prática terapêutica secular que consiste no uso intencional de concentrados voláteis extraídos de vegetais – os óleos essenciais (OE) – a fim de promover ou melhorar a saúde, o bem-estar e a higiene. [...].
>
> No Brasil, a aromaterapia é reconhecida como uma prática integrativa e complementar com amplo uso individual e/ou coletivo, podendo ser associada a outras práticas como talassoterapia e naturopatia, e considerada uma possibilidade de intervenção que potencializa os resultados do tratamento adotado. [...].
>
> Somados todos os fatos apresentados, a aromaterapia pode contribuir com o Sistema Único de Saúde, agregando benefícios ao paciente, ao ambiente hospitalar e colaborando com a economia de gastos da instituição pública por utilizar

matéria-prima de custo relativamente baixo, principalmente quando analisada comparativamente às grandes vantagens que ela pode proporcionar.

3.7.2 Óleos carreadores: importância e utilização

É importante ressaltar que os OE apresentam grande concentração de princípios ativos, que podem causar alergias ou irritações. Por esse motivo, a recomendação de utilização de óleos carreadores, a diluição adequada do óleo essencial e, ainda, o cuidado no momento da utilização dos OE devem ser observados atentamente (Nascimento; Prade, 2020).

Os óleos carreadores são óleos vegetais com características diferentes dos óleos aromáticos, pois não são voláteis e são inodoros, geralmente obtidos por prensagem a frio, de modo a garantir suas características físico-químicas (Hoare, 2010).

De acordo com Hoare (2010), os óleos carreadores podem ser classificados em três grupos:

1. **Óleos fixos básicos** – Obtidos da semente de uva ou da amêndoa, apresentam alta viscosidade, baixo odor e podem ser aplicados em todo o corpo e face.
2. **Óleos fixos especializados** – Em geral, são escuros, viscosos e pesados, podem ser provenientes do abacate, da jojoba e do germe de trigo, por exemplo, e podem ser aplicados no corpo e rosto.
3. **Óleos macerados** – Provenientes da cenoura e da calêndula, são muitas vezes descritos como extratos vegetais e têm propriedades terapêuticas, sendo indicados para a pele do corpo.

Para que os óleos carreadores apresentem boa qualidade, eles devem ser obtidos pelo método de prensagem a frio, sem adição de outras substâncias químicas, como solventes, e precisam ser bem conservados em local fresco, ao abrigo da luz e do calor e fechados hermeticamente, pois sofrem oxidação pela ação do calor e da luz, adquirindo um odor desagradável (Hoare, 2010).

A seguir, apresentamos os principais óleos carreadores, assim como suas características:

- **Óleo de amêndoa doce (*Prunus amygdalis dulcis*)** – As amêndoas são contidas em frutos ou sementes polpudos, como o damasco. Trata-se de um óleo rico em vitaminas, como A, B1, B2, B6 e, ainda, vitamina E, que atua como conservante. Mais apropriado para peles secas, protege, nutre e restaura a pele irritada (Hoare, 2010).
- **Óleo de abacate (*Persea americana*)** – Obtido da polpa do abacate, é um óleo rico em lecitina e vitaminas A, B1, B2 e D. Apresenta excelente absorção nas camadas externas da pele, sendo eficaz para pele seca e desidratada, enrugada (Hoare, 2010).
- **Óleo de calêndula (*Calendula officinalis*)** – O óleo da calêndula é produzido por meio de maceração das flores, sendo um óleo fixo, rico em vitamina E e apresentando excelentes propriedades antioxidantes. Eficaz para pele desidratada, rachada, frágil, que apresenta contusões e erupções cutâneas. Tem propriedades anti-inflamatórias e cicatrizantes, o que o torna eficaz para varizes e eczemas secos (Hoare, 2010).
- **Óleo de semente de uva (*Vitis vinifera*)** – Rico em vitamina E e ácido linoleico, é um óleo indicado para todo tipo de pele, deixando uma agradável sensação emoliente no corpo (Hoare, 2010).

O óleo essencial puro é diluído no carreador, na proporção de 3 a 6 gotas de óleo essencial para cada 10 ml do óleo carreador, para facilitar sua penetração na pele. Quando necessário, por exemplo, para fins emocionais, além do corporal, pode-se aumentar a quantidade de óleo essencial. Mas é sempre importante que o aromaterapeuta observe a sensibilidade do cliente ao aroma. Além disso, como vimos anteriormente, os óleos carreadores também apresentam suas propriedades terapêuticas, como hidratação da pele (Hoare, 2010).

Ao combinar os óleos aromáticos com o óleo carreador, o aromaterapeuta realiza a criação de um novo produto, adequado para seu cliente, de acordo com as características deste, a fim de obter o maior benefício ao aplicá-lo na pele do corpo por meio da massagem. Essa combinação é denominada *sinergia*, potencializando a ação do óleo aromático pela junção com o óleo carreador. Nesse sentido, a escolha do óleo carreador deve levar em consideração as características da pele na qual será aplicado, bem como a sensibilidade do cliente, o que deve ser observado no início do tratamento, por meio de uma conversa ou anamnese cuidadosa (Hoare, 2010).

No quadro indicado a seguir, podemos observar como é feita a diluição dos OE.

Quadro 3.4 – Diluição dos OE

Grupo por idade	Diluição
Bebês prematuros	Hidrolatos (água extraída pela destilação dos óleos essenciais)
Recém-nascidos até 6 meses	0,25% (5 gotas em 100 ml)
Acima de 6 meses a 2 anos	0,5% (10 gotas em 100 ml)
2 a 5 anos	1% (20 gotas em 100 ml)
A partir de 10 anos	1% a 5% da solução

Fonte: Elaborado com base em Nascimento; Prade, 2020.

3.8 Formas de utilização dos óleos essenciais

Os OE são a principal ferramenta da aromaterapia, e sua forma de administrar ou de tratar o indivíduo influencia o resultado alcançado e a utilização de seus benefícios (Wolffenbüttel, 2019). A seguir, destacamos algumas formas de utilização dos óleos essenciais.

3.8.1 Banhos

Os banhos aromáticos constituem uma forma eficaz de tratamento. A água, em conjunto com os OE, proporciona relaxamento e tem ação refrescante e antiestresse. Por meio do banho também podem ser atendidos problemas de pele e dores musculares.

A indicação adequada é diluir 4 a 8 gotas de óleo essencial adicionadas à água da banheira ou, ainda, diluir 4 a 8 gotas do óleo essencial em 5 ml de óleo de amêndoas e acrescentar à água do banho. Óleos relaxantes são de lavanda, gerânio e camomila (Farrer-Halls, 2015).

3.8.2 Vaporizadores e aromatizadores

A utilização de vaporizadores e aromatizadores é um método muito eficaz para harmonizar o ambiente, podendo ser aplicado com velas aromáticas ou com o difusor elétrico. Deve-se fazer uma mistura de 4 a 6 gotas dos OE em quantidade suficiente de água para completar o volume do difusor, assim, a vaporização da água aromatizará o ambiente, promovendo bem-estar e relaxamento, conforme o óleo utilizado (Farrer-Halls, 2015).

3.8.3 *Sprays* para o ambiente

A utilização de *sprays* é uma excelente alternativa para harmonizar o ambiente, tanto corporativo quanto doméstico. Pode-se preparar o *spray* com água e OE ou, ainda, com alguns florais de Bach[3], que proporcionam bem-estar e equilíbrio emocional. Deve-se preparar uma mistura com 5 ml de água e 3 gotas do óleo essencial. Para um boa noite de sono, em um difusor, adicionar 2 gotas e óleo de lavanda em 5 ml de água (Farrer-Halls, 2015).

3.8.4 Massagem corporal

A massagem profissional promove ação relaxante e terapêutica de acordo com óleo essencial utilizado. Para maior eficácia, é importante que o aromaterapeuta faça uma anamnese[4] com seu cliente antes de iniciar o tratamento, pois, dessa forma, poderá utilizar o óleo essencial mais apropriado. A massagem melhora o fluxo sanguíneo, promove a drenagem linfática e melhora os tônus da pele, mas essa prática deve ser realizada por um profissional que, além da aromaterapia, conheça também as técnicas apropriadas de massagem para cada objetivo de seus clientes (Hoare, 2010).

3.8.5 Cosméticos para o corpo

A utilização de maneira apropriada dos OE para massagem corporal promoverá, além do relaxamento, a hidratação e o rejuvenescimento da pele, propiciando diversos benefícios a esta. Para um melhor resultado, é importante conhecer o tipo de pele. Por exemplo, para uma pele jovem e normal, são indicados os

---

3   Preparados de flores que promovem a energia vibracional.
4   Avaliação inicial do cliente, por meio de um questionário.

óleos de camomila, rosa e gerânio; os melhores óleos para a pele seca e sensível são os de camomila, lavanda, melissa e jasmim; e para uma pele madura, os OE de semente de cenoura, olíbano e sândalo (Farrer-Halls, 2015).

3.8.6 Medicamentos por via oral

Alguns OE podem ser utilizados com a finalidade terapêutica, como fitoterápicos, administrados por via oral, porém, esse assunto deve ser estudado com cautela, assim como os óleos obtidos para essa finalidade. Em geral, para uso interno, são empregadas de 1 a 6 gotas do óleo essencial, observando-se a indicação, a patologia e o grau de toxicidade dos componentes ativos do óleo em questão (Wolffenbüttel, 2019).

3.8.7 Temperos na culinária

Alguns OE são obtidos para serem utilizados como temperos na culinária. Nesse caso, geralmente são bastante diluídos, a fim de evitar qualquer risco de toxicidade. A indústria alimentícia utiliza OE para dar sabor e aroma aos alimentos e às bebidas (Farrer-Halls, 2015).

> **Para saber mais**
>
> Você pode compreender melhor a aplicação do óleo essencial de melaleuca como antisséptico com a leitura do artigo indicado a seguir, o qual apresenta resultados científicos quanto à eficácia desse óleo.

> OLIVEIRA, A. C. M. et al. Emprego do óleo de *Melaleuca alternifolia Cheel (Myrtaceae)* na odontologia: perspectivas quanto à utilização como antimicrobiano alternativo às doenças infecciosas de origem bucal. **Revista Brasileira de Plantas Medicinais**, Botucatu, v. 13, n. 4, p. 492-499, 2011. Disponível em: <https://doi.org/10.1590/S1516-05722011000400015>. Acesso em: 12 dez. 2022.

3.9 A consulta com o aromaterapeuta: anamnese

Os OE tornam-se produtos de tratamento, cura e prevenção de doenças nas mãos dos aromaterapeutas; entre os principais usos, destacamos a massagem corporal. Mas esse processo deve iniciar-se por uma consulta, na qual o profissional estabelecerá o melhor tratamento, de acordo com o objetivo do cliente e suas características, como tipo de pele, alergia, sensibilidade e outros. O aromaterapeuta pode desenvolver um formulário próprio, observando os seguintes fatores, entre outros que considerar importantes, de acordo com Farrer-Halls (2015):

- objetivo do tratamento;
- intensidade do odor dos OE;
- propriedades medicinais dos OE;
- efeitos psicológicos aplicáveis;
- idade do cliente;
- medicamentos em uso;
- horário do dia em que o óleo essencial será usado.

É importante que o aromaterapeuta verifique se o cliente não é alérgico a algum tipo de óleo essencial ou ao óleo carreador.

Para que o tratamento com a aromaterapia seja eficaz, é importante ao aromaterapeuta conhecer o cliente e suas expectativas em relação ao tratamento. É importante estabelecer um relacionamento cordial com o cliente e elaborar um formulário que permita conhecê-lo, considerando possíveis alergias e/ou sensibilidades, a fim de evitar qualquer problema durante o tratamento (Hoare, 2010).

A primeira consulta deve ser realizada por meio de um diálogo, esclarecedor, por meio do qual será possível estabelecer o vínculo profissional com o cliente, possibilitando a percepção de suas necessidades individuais e importantes para o tratamento assertivo. Observe, a seguir, alguns fatores importantes que devem ser anotados pelo aromaterapeuta, de acordo com Hoare (2010):

- problemas circulatórios – verificar se o cliente está em tratamento com médico e se este concorda com o tratamento de aromaterapia, escolhendo os OE com bastante cautela;
- diabetes – selecionar óleos aplicáveis à pele delicada;
- epilepsia – verificar a lista de óleos que podem ser utilizados, pois o óleo de alecrim, por exemplo, não é indicado para o paciente com epilepsia;
- disfunções do sistema nervoso;
- pós-operatório – não é indicado iniciar o tratamento de massagem corporal antes de 6 a 12 semanas após o processo cirúrgico;
- gravidez – somente o aromaterapeuta experiente deve tratar paciente grávida, após o terceiro mês de gestação;
- problemas na pele – alergias, afecções que possam ser contagiosas, alterações que devem ser indicadas ao tratamento médico.

> **Para saber mais**
>
> Em *A bíblia da aromaterapia*, você poderá verificar aspectos relevantes sobre a aplicação dos OE, como a arte da combinação dos OE, a cosmetologia aplicada com aromaterapia, combinações para massagens relaxantes, cuidados com a gestante e o bebê, entre outros.
>
> FARRER-HALLS, G. **A bíblia da aromaterapia**: o guia definitivo para o uso terapêutico dos óleos essenciais. Tradução de Denise de Carvalho Rocha. São Paulo: Pensamento, 2015.

3.10 Aplicações práticas dos óleos essenciais

Para facilitar a compreensão da utilização dos OE, no quadro a seguir relacionamos alguns óleos mais utilizados de acordo com sua função. Serão apresentados nome científico, família e indicações de uso.

Quadro 3.5 – Aplicações práticas dos OE

Óleo essencial	Parte usada	Propriedades
Alecrim (*Rosmarinus officinalis*)	Flores e folhas	Analgésico, antidepressivo, antisséptico, antirreumático, antimicrobiano, adstringente, carminativo, digestivo, diurético, emenagogo, hepático, tonificante
Bergamota (*Citrus bergamia*)	Casca da fruta	Analgésico, antidepressivo, antisséptico, antiespasmódico, antiviral, carminativo, cicatrizante, digestivo, antitérmico, estomáquico, tônico, vermífugo

(continua)

(Quadro 3.5 – continuação)

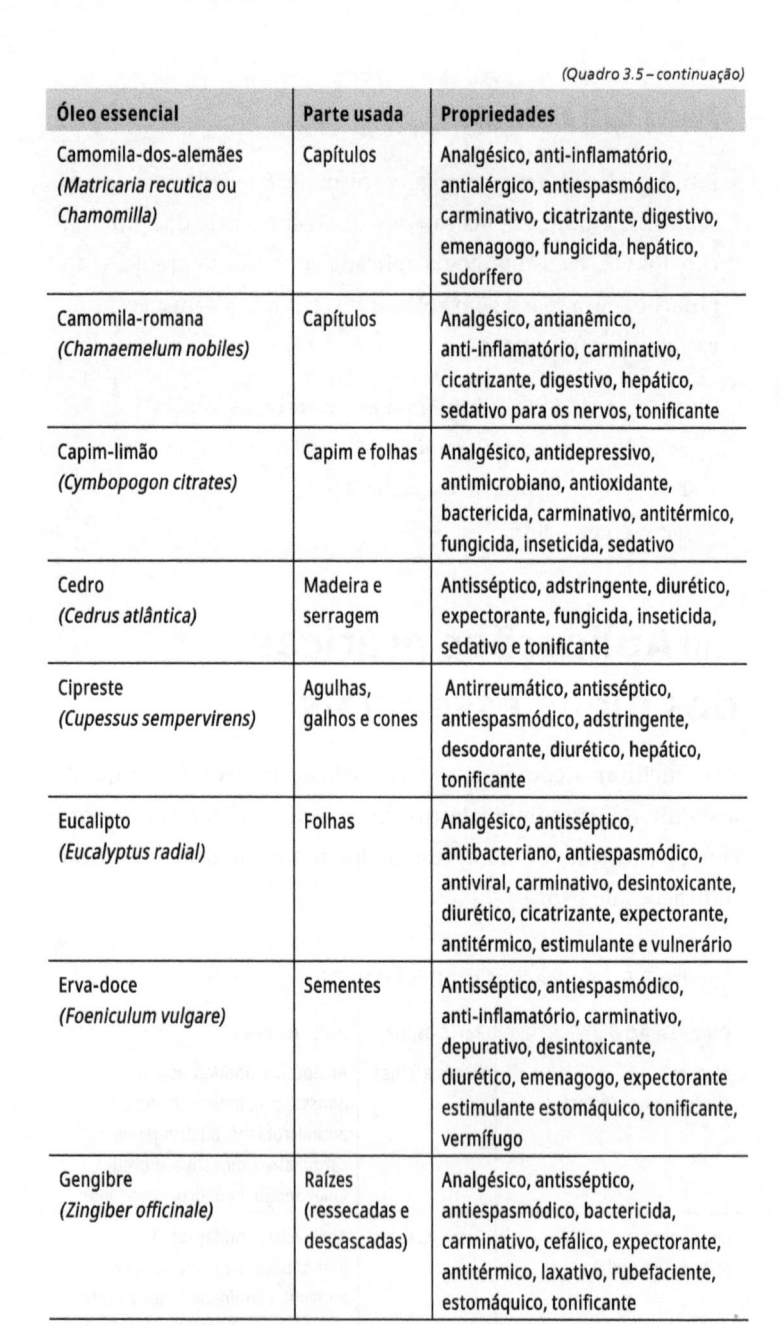

Óleo essencial	Parte usada	Propriedades
Camomila-dos-alemães (*Matricaria recutica* ou *Chamomilla*)	Capítulos	Analgésico, anti-inflamatório, antialérgico, antiespasmódico, carminativo, cicatrizante, digestivo, emenagogo, fungicida, hepático, sudorífero
Camomila-romana (*Chamaemelum nobiles*)	Capítulos	Analgésico, antianêmico, anti-inflamatório, carminativo, cicatrizante, digestivo, hepático, sedativo para os nervos, tonificante
Capim-limão (*Cymbopogon citrates*)	Capim e folhas	Analgésico, antidepressivo, antimicrobiano, antioxidante, bactericida, carminativo, antitérmico, fungicida, inseticida, sedativo
Cedro (*Cedrus atlântica*)	Madeira e serragem	Antisséptico, adstringente, diurético, expectorante, fungicida, inseticida, sedativo e tonificante
Cipreste (*Cupessus sempervirens*)	Agulhas, galhos e cones	Antirreumático, antisséptico, antiespasmódico, adstringente, desodorante, diurético, hepático, tonificante
Eucalipto (*Eucalyptus radial*)	Folhas	Analgésico, antisséptico, antibacteriano, antiespasmódico, antiviral, carminativo, desintoxicante, diurético, cicatrizante, expectorante, antitérmico, estimulante e vulnerário
Erva-doce (*Foeniculum vulgare*)	Sementes	Antisséptico, antiespasmódico, anti-inflamatório, carminativo, depurativo, desintoxicante, diurético, emenagogo, expectorante estimulante estomáquico, tonificante, vermífugo
Gengibre (*Zingiber officinale*)	Raízes (ressecadas e descascadas)	Analgésico, antisséptico, antiespasmódico, bactericida, carminativo, cefálico, expectorante, antitérmico, laxativo, rubefaciente, estomáquico, tonificante

(Quadro 3.5 – continuação)

Óleo essencial	Parte usada	Propriedades
Gerânio *(Pelargonium graveolens)*	Flores, folhas e hastes	Antidepressivo, anti-inflamatório, antisséptico, adstringente, cicatrizante, citofilático, diurético, tônico (fígado e rins)
Grapefruit *(Citrus racemosa)*	Casca da fruta	Analgésico, adstringente, depurativo, diurético, desinfetante, estimulante e tônico
Hortelã pimenta *(Mentha piperita)*	Folhas e florações	Analgésico, anti-inflamatório, antisséptico, antiespasmódico, antiviral, adstringente, carminativo, cefálico, descongestionante, emenagogo, expectorante, antitérmico, hepático, estomáquico, vasoconstritor, vermífugo
Jasmim *(Jasminum grandiflorum)*	Flores	Combate a insônia
Laranjeira amarga *Citrus aurantium* – variação *Citrus vulgaris* ou *Citrus bigardia)*	Fruta fresca, folhas e flores	Anti-inflamatório, antisséptico, adstringente, bactericida, carminativo, fungicida, sedativo, estomáquico, tonificante
Laranjeira doce *(Citrus sinensis)*	Casca da fruta madura	Antidepressivo, antisséptico, antiespasmódico, carminativo, colagogo, digestivo, antitérmico, fungicida, hipotensivo, sedativo, estimulante (digestivo), estomáquico, tônico
Lavanda *(Lavandula angustifolia)*	Flores	Antidepressivo, anti-inflamatório, antisséptico, antiespasmódico, antibacteriano, antiviral, calmante, descongestionante, relaxante, sedativo, reconfortante, tonificante
Limão *Citrus limon* ou *Citrus limonum)*	Casca da fruta	Antianêmico, antisséptico, antimicrobiano, adstringente, diurético, antitérmico, hipotensivo

Aromaterapia

(Quadro 3.5 – continuação)

Óleo essencial	Parte usada	Propriedades
Limão taiti (*Citrus aurantifolia*)	Fruto	Antisséptico, antiviral, bactericida, antitérmico, hemostático, revigorante, tonificante
Manjericão (*Ocimum basilicum*)	Florações e folhas	Analgésico, antidepressivo, antisséptico, antiespasmódico, carminativo, cefálico, digestivo, emenagogo, expectorante, antitérmico
Melaleuca (*Melaleuca alternifólia*)	Folhas e galhos	Antibiótico, antimicrobiano, antisséptico, antiviral, bactericida, expectorante, fungicida, inseticida, estimulante sudorífero
Melissa officinallis	Folhas e florações	Antidepressivo, anti-histamínico, antiespasmódico, antiviral, carminativo, emenagogo, antitérmico, hipotensivo, tonificante
Mil-folhas (*Achillea millefolium*)	Folhas secas e capítulos	Anti-inflamatório, antirreumático, antisséptico, adstringente, antiespasmódico, carminativo, cicatrizante, digestivo, expectorante, digestivo
Mirra (*Commiphora myrrha*)	Mirra bruta e resinoide	Anticatarral, anti-inflamatório, antisséptico, carminativo, cicatrizante
Néroli (*Citrus aurantiun*)	Flores frescas	Afrodisíaco, antidepressivo, antisséptico, antiespasmódico, bactericida, carminativo, cicatrizante, estimulante, tonificante
Olíbano (*Boswelliacarteri*)	Gotas de goma-resina	Anti-inflamatório, antisséptico, expectorante
Laranjeira da terra ou laranjeira azeda – *Petitgrain* (*Citrus aurantiun* – variação amara)	Folhas e galhos	Antidepressivo, antisséptico, antiespasmódico, desodorante, calmante, sedativo
Pau Rosa – Pau-rosa do Oiapoque (*Aniba rosaedora*)	Lascas da madeira	Analgésico, antidepressivo, bactericida, inseticida, tonificante

(Quadro 3.5 – conclusão)

Óleo essencial	Parte usada	Propriedades
Rosa absoluta (*Rosa centifolia*)	Pétalas frescas da flor	Antidepressivo, antisséptico, antiespasmódico, antiviral, bactericida, cicatrizante, depurativo, emenagogo, hepático, sedativo, estomáquico
Sândalo (*Santalum album*)	Raízes e cerne	Antidepressivo, antisséptico, antiespasmódico, adstringente, bactericida, carminativo, diurético, emoliente, expectorante, sedativo
Vetiver (*Vetiveria zizanioides*)	Raiz e radículas	Antisséptico, antiespasmódico, depurativo, sedativo
Ylang-ylang (*Cananga odorata*)	Flores frescas	Antidepressivo, anti-infeccioso, afrodisíaco, hipotensivo, sedativo

Fonte: Elaborado com base em Hoare, 2010; Farrer-Halls, 2015.

3.10.1 Observações importantes para o uso dos óleos essenciais

Para garantir a eficácia e a segurança do óleo essencial a ser aplicado, o profissional deve certificar-se dos seguintes aspectos, de acordo com Nascimento e Prade (2020):

- origem – o óleo deve ser 100% natural;
- nome comum e nome científico;
- país de origem;
- parte da planta empregada no processo de extração;
- prazo de validade;
- especificação do quimiotipo ou teor em princípio ativo quando se trata de OE cujas características precisam ser conhecidas;
- processo de extração;
- embalagem – frasco âmbar, para evitar a ação da luz ultravioleta (UV);
- certificação de garantia da qualidade.

3.10.2 Recomendações de segurança

Segundo Nascimento e Prade (2020), algumas observações devem ser conhecidas para o uso correto dos OE:

- para que o óleo possa ser utilizado por via oral, essa indicação deve constar na bula ou no rótulo;
- a aplicação dos óleos deve estar sempre orientada e/ou supervisionada por um profissional qualificado;
- observar se o paciente e/ou cliente está utilizando medicação e se não corre o risco de haver interação medicamentosa;
- consultar o paciente/cliente se ele apresenta alguma sensibilidade ou alergia;
- estar consciente da importância de orientar o cliente ao atendimento médico especializado quando necessário.

3.10.3 Toxicidade dos óleos essenciais

Como observamos no estudo sobre a composição química dos OE, estes são ricos em componentes químicos e altamente concentrados, após o processo de extração, podendo causar efeitos adversos quando utilizados de modo inadequado. Nesse sentido, de acordo com Hoare (2010), inicialmente é importante observar algumas regras básicas, como as seguintes:

- manter longe do alcance das crianças;
- observar as características do óleo que será utilizado;
- usar em conjunto com óleos carreadores;
- observar a concentração adequada;
- não permitir a ingestão sem indicação apropriada e/ou supervisão médica.

O cuidado com relação à toxicidade dos OE é de máxima importância. Desse modo, é importante observar sempre a dose e a quantidade ou a diluição aplicadas de cada OE, a frequência de utilização, a composição do óleo e sua aplicação com relação à patologia ou às queixas do cliente e, ainda, a forma de aplicação mais adequada.

Após a aplicação de um óleo essencial, ele pode ser detectado no sangue, na urina, no suor, na lágrima e, até mesmo, no ar expelido, sendo que o princípio ativo metabolizado pelo organismo pode ser verificado em até cinco dias após sua administração. Portanto, é muito importante que o aromaterapeuta se preocupe com a segurança do paciente. Nesse sentido, antes da aplicação do óleo essencial, faz-se necessário o estudo acerca de sua composição, evitando intoxicações (Wolffenbüttel, 2019).

No caso de intoxicações com sintomas como irritação da pele, alergia, manchas na pele, cefaleia, náusea ou mal-estar, deve-se parar de utilizar o óleo imediatamente e aguardar um período de 15 dias para retomar o cuidado e avaliar a possibilidade de manter o tratamento (Wolffenbüttel, 2019). Casos de intoxicação aguda são mais raros, porém, em qualquer situação de desconforto do cliente, é importante ao aromaterapeuta cancelar a utilização do óleo, observar sinais e orientar quanto aos cuidados necessários.

Síntese

Neste capítulo, abordamos os principais aspectos norteadores para a utilização dos OE de maneira segura, com vistas à promoção da saúde e do bem-estar por meio da aromaterapia.

O uso humano da aromaterapia, assim como a fitoterapia, iniciou-se da observação da natureza e dos benefícios em animais. As descobertas registradas por alquimistas da época, como

Hipócrates, que iniciou a medicina com as plantas medicinais, e Avicena, que escreveu mais de 100 livros, como *O livro da cura* – que tratava de ciências naturais, psicologia, astronomia, música e assuntos médicos –, passaram por gerações em direção ao que conhecemos hoje como *fitoterapia* e *aromaterapia*.

Para que o tratamento com a aromaterapia seja eficaz, é importante ao aromaterapeuta conhecer o cliente e suas expectativas com relação ao tratamento. A primeira consulta deve ser realizada por meio de um diálogo esclarecedor, estabelecendo o vínculo profissional com o cliente, possibilitando assim a percepção de suas necessidades individuais e importantes para o tratamento assertivo. Nesse contexto, salientamos a relevância de observar que os OE são ricos em componentes químicos, podendo ser mais fortes do que os óleos que ocorrem nas plantas, motivo pelo qual o aromaterapeuta deve estudar as indicações de cada óleo, aprofundando-se no assunto, a fim de evitar efeitos adversos e garantir um cuidado adequado aos seus clientes. O reconhecimento da aromaterapia e dos OE para a promoção da saúde vem se tornando a cada dia uma realidade, apoiada por estudos científicos e pela valorização do cuidado do ser com um todo, holístico, e não apenas um órgão, visando à saúde e ao bem-estar do corpo físico, mental e emocional.

Questões para revisão

1. Considere a seguinte situação: uma paciente procurou o atendimento de um aromaterapeuta pela primeira vez, queixando-se de pele seca, desidratada, e relatou também que apresenta pressão alta. Qual seria o primeiro passo para o tratamento?

2. As mesmas combinações de OE são adequadas para ser usadas em todo o corpo?

3. Quais são as observações importantes a serem verificadas durante a anamnese com o cliente?
   a) Aplicar uma composição de 5 a 10 de OE, de acordo com o que o cliente pedir.
   b) Verificar os efeitos psicológicos associados e a idade do cliente.
   c) O óleo carreador não interfere no produto final que será aplicado durante a massagem.
   d) Todos os OE se combinam bem.
   e) Todas as alternativas anteriores estão incorretas.

4. Analise as considerações a seguir e indique V para as verdadeiras e F para as falsas.
   ( ) Os óleos aromáticos não se misturam com a água, mas são solúveis em álcool e outros óleos.
   ( ) É importante verificar se o cliente tem algum tipo de alergia ao óleo essencial ou ao óleo carreador.
   ( ) Óleo de semente de uva é rico em vitamina E, ácido linoleico, indicado para todo tipo de pele, promovendo uma agradável sensação emoliente.
   ( ) Os OE de qualidade apresentam alta concentração química e, por esse motivo, é importante sua utilização com óleos carreadores para o tratamento corporal.
   ( ) O óleo de copaíba é um exemplo de óleo obtido da resina.

   Agora, assinale a alternativa que corresponde à sequência correta:

   a) F – V – V – F – V.
   b) V – V – V – V – V.
   c) V – F – F – F – V.
   d) F – F – V – V – V.
   e) F – F – F – F – V.

5. Qual é a preparação mais adequada para a mistura de óleo carreador com óleo essencial?
   a) 10 gotas de óleo essencial em 5 ml de óleo carreador.
   b) Utilizar o óleo essencial puro, sempre que possível.
   c) Para 25 ml de óleo carreador, colocar 5 gotas de óleo essencial.
   d) 3 gotas do óleo essencial em 10 ml de óleo carreador.
   e) Nenhuma das alternativas anteriores está correta.

Questões para reflexão

1. Em sua opinião, qual seria a orientação do aromaterapeuta quanto à composição de OE para o cliente que se queixa de dificuldades para respirar?

2. Avalie o seguinte caso relatado por um cliente e elabore um tratamento: Sonia é uma mulher com várias atividades diárias, como mãe e executiva. Nesse contexto, os dias dela são muito atarefados e estressantes, e ela precisa de uma composição aromática para dormir e outra para utilizar em seu ambiente de trabalho. Quais seriam suas sugestões?

3. Por que é importante realizar a anamnese na primeira consulta?

4. Quais cuidados devem ser observados pelo aromaterapeuta no tratamento de crianças?

Capítulo 4
Geoterapia, lamaterapia ou argiloterapia

Rita de Cassia Alberini

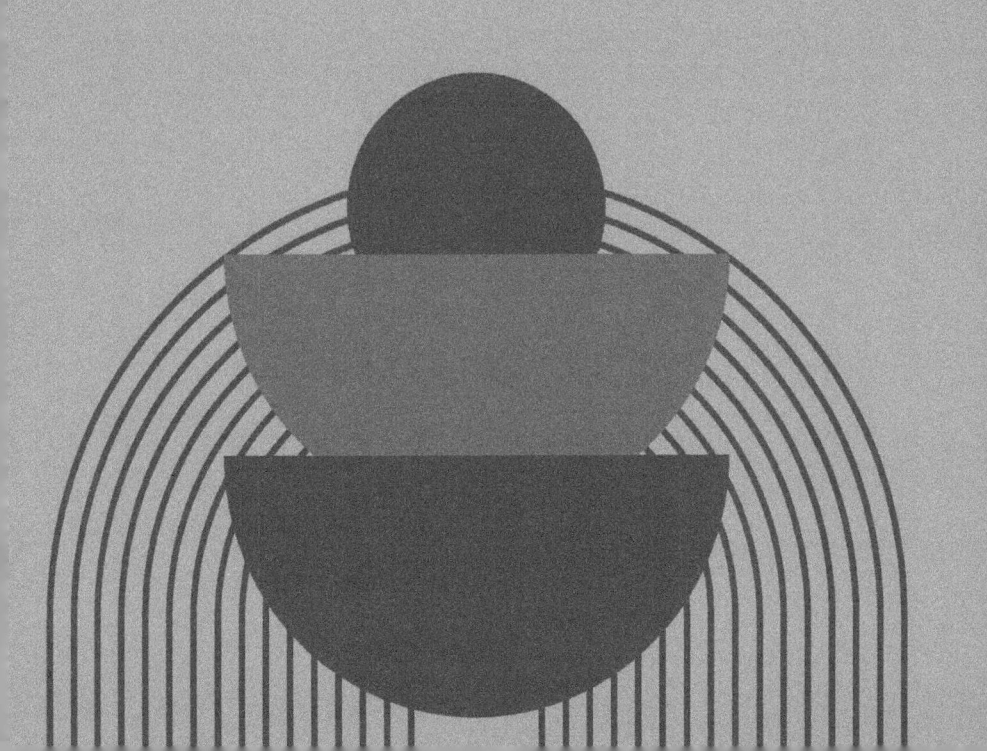

Conteúdos do capítulo:

- História da geoterapia, lamaterapia ou argiloterapia.
- Propriedades, tipos e variações da argila.
- Como utilizar a argila.
- Contraindicações da geoterapia.

Após o estudo deste capítulo, você será capaz de:

1. reconhecer que a lama é um agente desintoxicante e regenerador físico;
2. compreender o uso da geoterapia no combate a diversas doenças;
3. saber utilizar as máscaras de argiloterapia na estética;
4. identificar as contraindicações da geoterapia.

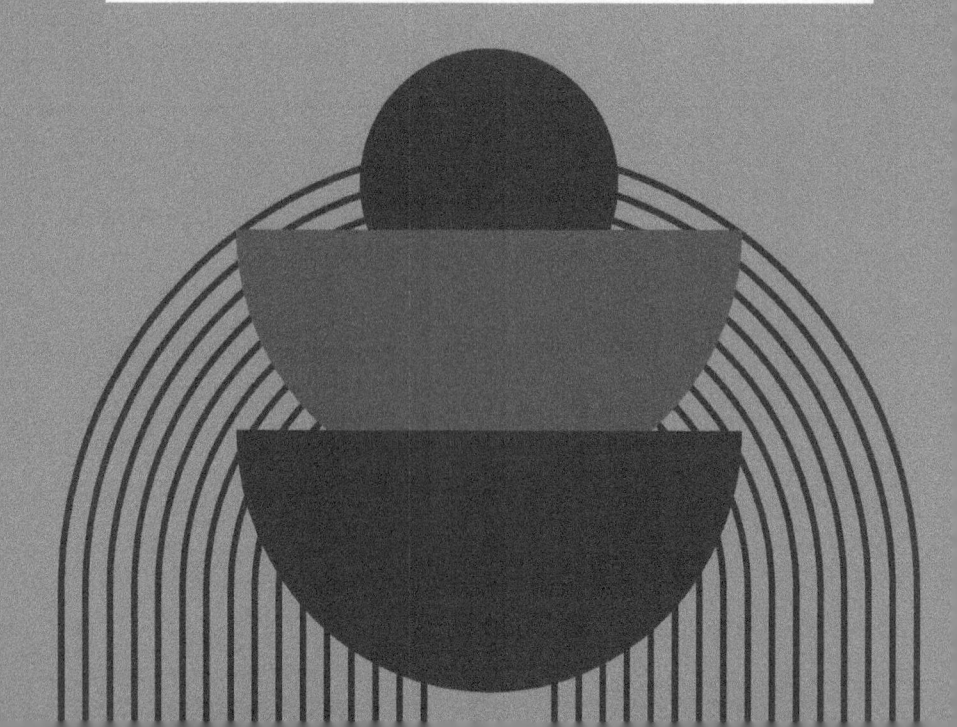

Deus, no quinto dia, disse: "Produza a terra seres viventes segundo as suas espécies: animais domésticos, répteis, e animais selvagens segundo as suas espécies. E assim foi" (Bíblia. Gênesis, 2007, 1:24).

Segundo o Gênesis, a respeito da origem da humanidade: "E formou o Senhor Deus o homem do pó da terra, e soprou-lhe nas narinas o fôlego da vida; e o homem tornou-se alma vivente" (Bíblia. Gênesis, 2007, 2:7). Ainda de acordo com o Gênesis: "Com o suor do seu rosto você comerá o seu pão, até que volte à terra, visto que dela foi tirado; porque você é pó, e ao pó voltará" (Bíblia. Gênesis, 2007, 3:19). Segundo João: "dito isto, cuspiu no chão e com a saliva fez lodo, e untou com lodo os olhos do cego, e disse-lhe: vai, lava-te no tanque de Siloé [que significa *enviado*]. E ele foi, lavou-se, e voltou vendo" (Bíblia. João, 2007, 9: 6-7).

Devemos confiar no poder da natureza para nos fornecer tudo que precisamos dos seres que dela brotam. Ela nos dá remédio e cura muitas doenças. Devemos confiar no poder que a natureza tem de suprir todas as necessidades dos seres que dela vieram, assim, como sem piedade, um dia ela nos receberá de volta.

A terra é chamada de *mãe*, chão firme do qual brota tudo, até o nosso sustento! É nosso ponto de referência, a Mãe Terra. Não erraremos se seguirmos a natureza.

A argila é um tipo de terra que tem sido usada pela humanidade há séculos na fabricação de cerâmica e outros artigos, como tijolos, na indústria têxtil e de alimentos, assim como na indústria de cosméticos. Seu uso tem inúmeras funções e seus benefícios não são somente estéticos, mas também relacionados à saúde.

Segundo Peretto (2001), a geoterapia ou lamaterapia é o uso da terra no combate às enfermidades, e sua utilização é tão antiga quanto a própria humanidade.

A palavra *geoterapia* é de origem grega, formada pelo prefixo *geo* (terra), *théos* (Deus), *rhéin* (corrente, fluxo, fluir, escoar) e *phainein* (fazer, aparecer, fazer brilhar). Assim, pode ser interpretada como "fazer aparecer a corrente de Deus com a ajuda da terra", ou seja, "fazer brilhar a verdadeira vida com o uso da terra" (Nunes; Rêgo, 2009, p. 117).

Neste capítulo, analisaremos o uso da terra com finalidades terapêuticas. Resultado de pesquisas e estudos sobre um tratamento ancestral, que se tornou um recurso medicinal e de cura, é uma alternativa saudável para tratar perturbações físicas, emocionais e problemas estéticos. Além de ser aplicado desde a pré-história, o uso da terra com finalidades terapêuticas é múltiplo, tendo sido reconhecido e valorizado para tratamentos e cuidados com a saúde. A argila não cura tudo, pois é necessário chegar às causas da doença. No entanto, é preciso também tratar da alma ao mesmo tempo que se cuida do corpo. Problemas emocionais mal resolvidos dão origem a doenças físicas. Portanto, sem eliminar as causas da doença, não haverá cura duradoura.

4.1 História da geoterapia, lamaterapia ou argiloterapia

O uso medicinal da argila é conhecido desde a Antiguidade. No Egito antigo, era utilizada para mumificar os corpos, para conservação dos manuscritos, assim como na estética e na cura. Os povos tratavam de doenças e feridas utilizando folha, terra e água (Nunes; Rêgo, 2009).

Na mitologia grega, a terra era conhecida como *deusa-mãe*, e muitos artistas gregos representavam essa deusa como uma mulher gorda e grande, que cuidava de seus filhos e os amamentava. Ao contrário dos romanos, que a representavam como uma mulher bonita que amamentava seus filhos de modo a preservar a vida e aguardar o retorno (Nunes; Rêgo, 2009).

As cerimônias de sepultar os mortos eram um hábito ancestral de devolver ao seio da mãe terra o filho que ficou ausente ou, talvez, até cumprindo a ordem da Bíblia, em "gênesis 3:19 – do pó vieste, e ao pó retornarás" (Nunes; Rêgo, 2009, p. 117).

Portanto, esse processo de argiloterapia no combate às doenças é antigo e tradicional entre a humanidade. Nas curas populares, ele se faz presente, sendo uma técnica muito conhecida entre curandeiros e médicos de renome.

Hipócrates, o pai da medicina (460 a 377 a.C.), usava muito o recurso da argila e também ensinava seus discípulos a fazerem uso dela da maneira correta. Os egípcios empregavam esse método de mumificação dos corpos por conhecerem seus princípios e terem consciência de que estes eram purificadores (Nunes; Rêgo, 2009).

Na Primeira Guerra Mundial, tanto os soldados russos, alemães, austríacos e franceses quanto os médicos ministravam doses de argila para combater a disenteria, que, por vezes, causava estragos irreparáveis. A aplicação da argila deixava todos abismados com os resultados (Nunes; Rêgo, 2009).

No tempo da cavalaria, o exército também fazia uso da argila para tratamentos veterinários, curando a gangrena nos cascos dos cavalos. No Sudão anglo-egípcio, os povos da Índia eram chamados de *primitivos* por viverem muito em contato com a natureza, sendo o uso da argila muito comum. Mahatma Ghandi, unificador da Índia, era naturalista e indicava o uso da argila amplamente. Sebastian Kneipp, abade, usou argila nos animais e depois na terapêutica humana (Nunes; Rêgo, 2009).

Na Sumatra, existem alguns tipos de argilas que são usadas para diarreias graves. Já em Java, as argilas são utilizadas como purgativos. Nas Filipinas, são consideradas um remédio excelente para todo tipo de infecções intestinais e, no Sudão, são utilizadas no combate à sífilis (Nunes; Rêgo, 2009).

No entanto, foram principalmente Gandhi e outros naturopatas do século XX que nos agraciaram com importantes registros informando protocolos com argila (Peretto, 2001).

Sem dúvida nenhuma, o uso da terra é uma técnica importantíssima, e sendo o Brasil rico desse produto, pouco se tem usado dessa matéria-prima que encontramos de norte a sul do país e que, no momento, é muito empregada para a fabricação de cerâmicas, tijolos etc. (Peretto, 2001).

4.2 Propriedades da argila

As propriedades da argila são maravilhosas. Ela é curativa e atua intensamente sobre um doente até promover a cura. Contudo, infelizmente, ela tem sido pouco usada em casos de doenças. O que mais se vê são tratamentos estéticos sem fins terapêuticos. A causa pode ser pelo número reduzido de terapeutas, assim como de pessoas com conhecimento sobre os poderes da argila no uso medicinal (Peretto, 2001).

Enfim, estamos vivendo novos tempos, em que a humanidade desenvolveu costumes e hábitos diferentes dos nossos ancestrais, afastando o convívio direto com a terra. Antigamente, as pessoas colocavam os pés diretos no chão, descarregando as energias no solo, na grama, mas, hoje em dia, tanto as crianças quanto os adultos não sabem o que é andar descalço, afundar os pés no barro ou andar na chuva, atos que proporcionavam bem-estar, alegria e era fonte de saúde. Se observarmos a ação dos animais, veremos como eles fazem muito uso da natureza! O animal quando se machuca ou sente que está com febre, deita-se na terra úmida e lá fica até sentir que está restabelecido (Peretto, 2001).

As populações nativas utilizam a terra até os dias de hoje para tratar moléstias, ulcerações e ferimentos e até ataques de insetos, picadas de cobras, maribondos e outros (Peretto, 2001).

Atualmente, Alemanha, Suíça, Escandinávia, França, Brasil e outros países têm institutos, *spas*[1] e estâncias hidrominerais que se especializaram em lamaterapia acoplada à estética, com excelentes resultados em tratamentos de celulite e gordura localizada, bem como a prática das técnicas da argila para tratamento de dores no corpo (Nunes; Rêgo, 2009).

Como vimos, a geoterapia, ou lamaterapia, é o uso da terra em lama no combate às enfermidades, e a terra é o laboratório da vida. Esse procedimento é um agente de desintoxicação e regeneração física que dissolve as matérias mórbidas, retirando as energias precárias do organismo e trocando-as por energias de excelente qualidade que estão presentes na terra. Além disso, a terra revitaliza os tecidos enfermos, descongestiona, normaliza a circulação sanguínea, fornecendo uma energia misteriosa para as células. Uma energia para a qual ainda não temos resposta sobre suas causas, mas é necessário reconhecer que existe muita coisa além da compreensão do homem. É na terra que estão os geradores de vida orgânica. Se ela dá vida às plantas, pode muito bem dar vida ao homem!

Adolf Just, naturopata alemão que é considerado o pai da geoterapia, apresentou resultados de muito tempo de experiência em

---

[1] O significado de *spa* em latim é *sanitas per acqua* (saúde pela água) (Nessi, 2013).

tratamentos que se propagaram rapidamente, pois seus pacientes se recuperavam bem rápido quando dormiam sobre a terra nua ou na grama (Peretto, 2001).

Propomos que você, leitor, faça um teste: quando estiver bem cansado, deite-se sob um gramado ou uma terra limpa e fofa, com uma árvore servindo de sombreiro, respire ar puro, receba a luz do sol indiretamente, rodeado de folhagens e flores. A restauração de suas energias será inevitável!

A argila tem a capacidade de atrair e guardar a energia de todos os elementos, absorvendo o oxigênio e agindo como se fosse um condensador, além de liberar a energia retida. Seu poder absorvente é fantástico. Absorve as impurezas de outras substâncias que podem ser tóxicas ou proporcionar sabor ruim aos alimentos.

Esse fato é fácil de ser testado ao ser usada argila como ação desodorizante sobre qualquer parte do corpo, misturando-a com substâncias que têm mau cheiro. O odor vai desaparecer ao ser absorvido pela terra.

Além de a argila ser um antisséptico natural e vivo, ela atua em conjunto com os elementos que reconstituem o corpo doente, não apenas sugando os germes perigosos, mas também impedindo a proliferação de parasitas, favorecendo e reconstituindo as células.

É fantástica a recuperação de um corpo com ferida e tratado com terra molhada. A lama parece que vai até onde estão os problemas, retirando o pus, o sangue pisado, as toxinas, principalmente quando tratada em forma de cataplasma (Peretto, 2001).

O benefício do barro é apoiado em seu poder refrescante, desinflamante, descongestionante, purificador, cicatrizante, absorvente e calmante. Seu grande poder de absorção reduz rapidamente a congestão e a inflamação de qualquer parte do corpo.

Como ele tem influência na restauração, consegue também atingir o sistema nervoso, aliviando dores e tensões (Peretto, 2001).

Quando a argila é aplicada fria, consegue absorver a febre dos tecidos, aliviando a dor das inflamações e fazendo o corpo obter equilíbrio térmico. Também é um bom emoliente quando se utiliza água morna ou quente. A argila preparada como cataplasma suaviza os tecidos e proporciona um grande relaxamento. Tem significativo poder como cicatrizante, pois ativa a reprodução celular dos tecidos danificados por acidentes ou processos degenerativos de qualquer tipo (Peretto, 2001).

Como vimos, a argila é utilizada pela maioria das culturas. É um mineral que cobre 15% da superfície da terra. Nas cores rosa, vermelha, branca ou verde, entre outras, a argila tem um teor de óxido de ferro, é rica em silício, alumínio, e completa de oligoelementos, como magnésio, ferro, cálcio, sódio, potássio, selênio e zinco. Além disso, a argila é muito eficaz, de custo zero e sem data de validade. A ação antisséptica consegue neutralizar os vírus e as bactérias. É desintoxicante, remineralizante e anti-inflamatória. Cura e alivia muitos males, como feridas, queimaduras, contusões, reumatismos, dermatoses, envenenamentos provenientes de metais pesados. Como cataplasma, acalma a dor, evita a infecção, favorecendo a reconstrução da pele. Seu poder de absorção permite aprisionar e eliminar os gases e as toxinas. Esse é o grande fator de sua eficiência em caso de dores abdominais, diarreias, prisão de ventre, indisposição intestinal, azias e gastroenterites (Peretto, 2001).

As argilas são minerais formados com o passar do tempo por um conjunto de processos mecânicos, químicos e biológicos que ocasionam a desintegração de várias rochas, silicatos de superfície ou próximos à superfície, que vão depender da situação local de hidratação e drenagem, evaporação e pressão, conforme o clima.

As argilas são o destino dessas rochas quando, subindo das profundezas pelo jogo de placas tectônicas, estas são atacadas pelas duras condições da superfície: oxigênio, gás dióxido de carbono, variações de temperatura, escoamento. São estruturas que se adaptaram a essa mudança de ambiente: as rochas se reorganizam, estruturando-se mais, já que os silicatos de alumina são cristais, uma unidade de repetição de sílica (SiO_2), alumina (Al_2O_3) e água (H_2O).

Em suma, as três propriedades fundamentais da argila são as seguintes:

1. **Absorção** – É a principal propriedade, pois atribui à argila flexibilidade na mistura com água, por meio da qual se obtém uma pasta eficiente para o tratamento de inflamações, edemas e inchaços.
2. **Liberação** – A argila tem a facilidade de liberar elementos que já fazem parte de sua constituição, que são os ativos, muitos importantes pela ação protetora e absorvedora de toxinas em diversos órgãos, como pele e mucosas.
3. **Adsorção** – É uma realização contínua, físico-química, em que as argilas deixam percorrer moléculas, elementos gasosos e partículas microscópicas do meio ambiente e bactérias com a intenção de se deslocar para o interior da pele. Esse poder é enorme e difícil de reverter, sendo muito útil na fixação de toxinas presentes no organismo para eliminação posterior destas.

Admite-se que as propriedades que normalizam a argila são as trocas energéticas, iônicas e radiônicas, realizadas pelos elétrons livres que fazem parte dos minerais que a compõem, tais como: manganês, magnésio, alumínio, ferro, sílica, titânio, cobre, zinco, cálcio, fósforo, potássio, boro, selênio, lítio, níquel, sódio e outros (Dornellas, Martins, 2009).

Um aspecto interessantíssimo é o fator de que não há necessidade em preocupar-se com a ação da argila, porque ela tem uma "inteligência própria" no que se refere às suas atividades: sedar, tonificar, estimular ou absorver, porque, além de potencializar o sistema imunológico, ela não é tóxica. Logicamente que sua extração terá de ser controlada, além do devido cuidado em não ser retirada de solos contaminados por poluição e agrotóxicos (Dornellas, Martins, 2009).

4.2.1 Tipos de argila

As variações de argilas são imensas e cada uma tem uma característica própria, mas suas indicações são diferentes. Suas variações também dependem da região na qual se encontram.

O usuário deverá ter uma afinidade com o produto que será usado, talvez até uma questão de temperamento pessoal. Caso uma argila não apresente resultados, ela deverá ser substituída por outra, podendo experimentar várias para determinar qual é a mais indicada para o problema apresentado (Peretto, 2001).

Como a atuação da argila não é explicada em nosso organismo, não temos como saber qual é a correta e a mais eficaz. É necessário experimentar determinado tipo de argila e verificar suas manifestações: se causa sensações desagradáveis, se ativa o nervosismo ou se provoca outros tipos de sensações. Caso isso ocorra, deve-se trocar por outro tipo de argila (Peretto, 2001).

Como já citamos, existem argilas pretas, vermelhas, amarelas, verdes, acinzentadas, rosadas, brancas etc. Mas a melhor mesmo é a do lugar no qual se vive! Esse tipo de argila está em sintonia com a pessoa, embora existam as exceções. Outras pessoas costumam dizer que a melhor argila é a que não tem areia e que é possível fazer o teste mordendo um pedacinho dela. Mas o correto mesmo é a pessoa experimentar o que tiver nas mãos, pois, em casos de emergência, não terá tempo para escolher. A mãe terra fará o milagre! (Peretto, 2001).

Dizem que quanto mais a terra esteja sob os efeitos de ar, sol e chuva, mais os elementos da natureza irão ativá-la. Contudo, a terra que é cultivada é diferente da argila, porque não é fértil. Vários geoterapeutas acham que a terra é rica em metais e minerais, fonte de alimentos e água, que tratam das perturbações emocionais e físicas, executando o restabelecimento e o equilíbrio do corpo e da mente (Kozak, 2011).

4.3 Argila e suas variações

As variações são imensas tanto no tipo quanto nas cores já citadas. As argilas apresentam variações na densidade e cada uma tem características próprias, mas com indicações diferentes, e também variam de uma região para outra.

A terra e sua qualidade são determinadas por regiões e tipos de solos, dependendo das formações geológicas, da idade das camadas e dos solos, do clima, assim como dos resíduos vulcânicos que são alterados pelos poluentes (Peretto, 2001).

A tabatinga é considerada a melhor qualidade em argila. Conhecida por esse nome pela sua tonalidade arroxeada, encontra-se nos cerrados e na caatinga. É muito utilizada no interior do Brasil, pelos curandeiros e caboclos, para tratar reumatismo.

Aquela argila cor de tijolo, bem comum, também pode ser utilizada, pois tem propriedades medicinais intensas. Essa argila é a mesma usada para modelagem.

4.3.1 Argilas de uso cosmético

As argilas de uso cosméticos são utilizadas com fins terapêuticos. Seu uso é muito antigo, como relatamos anteriormente, em razão de sua grandiosidade natural e das características únicas. Nos últimos tempos, as argilas têm aparecido muito no meio industrial pelos seus inúmeros benefícios, dos quais os humanos têm se servido imensamente. Dos 4.500 minerais conhecidos e existentes até o momento, na indústria farmacêutica e cosmética são utilizados apenas 30, pois as exigências solicitadas, de segurança, de estabilidade e de inocuidade química e microbiológica, são muitas. Por esse motivo, as indústrias têm trabalhado com pesquisas e muito desempenho para desenvolver novas matérias-primas argilosas, já que alguns aspectos acerca da ciência e da estabilidade da argila ainda são desconhecidos (Nunes; Rêgo, 2009).

As indústrias, tanto farmacêutica quanto cosmética, estão à procura de argilas em condições ideais para uso em produtos específicos, pois tais argilas devem ter atributos físicos e químicos bem especificados: estar em uma elevada área superficial, o que ajudará nas condições geológicas ideais para formar uma argila; ter bastante absorção; apresentar grandiosa troca catiônica; ter dimensão coloidal acessível; ter elevado efeito de mudança nas ondas eletromagnéticas e também na retenção de calor, com baixa dureza, adstringência, facilidade em reagir com outros componentes, baixa toxicidade etc. As que mais se assemelham a esse perfil são: esmectita, paligorsquita, caulinita e talco.

Em virtude dessas características intrínsecas, as argilas vêm conquistando seu espaço na indústria para a produção de formulações farmacêuticas sólidas (comprimidos e pós), líquidas (suspensões e emulsões) e semissólidas (pomadas e cremes) destinadas à administração tanto via oral quanto tópica (Carretero; Pozo, 2010; Silva, 2011).

Além das qualidades ideais nos ramos cosméticos e farmacêuticos, as argilas também podem ser classificadas pelas cores e especificação cosmética à qual forem destinadas, o que dependerá de sua composição química.

A composição mineralógica e sua forma estrutural é o que define as diferentes propriedades da argila, assim, cada argila carrega em si propriedades distintas, tais como: elevada área superficial; excelente capacidade de troca catiônica; plasticidade; entre outras. Isso decorre das variadas condições geológicas de formação, o que contribui para o grande número de espécies de argilas (Meira, 2001; Bergaya; Theng; Lagaly, 2006).

4.3.2 Cores de argila

Segundo Bourgeois (2006), a quantidade de óxido de ferro hidratado (limonita) que se encontra presente na argila pode diferenciar as cores dela em amarela, roxa, branca, marrom, azul, cinza ou verde. Segundo Langreo (1999), a argila negra contém muito carbono, sendo a mais desconhecida e a menos usada nos tratamentos terapêuticos, porque é de escasso valor medicinal, motivo pelo qual é mais utilizada para efeito de oclusão.

A argila é um biomineral capaz de doar propriedades específicas a determinado produto, podendo ser excipiente ou substância ativa, que promoverá benefício à saúde das pessoas. Os benefícios mais conhecidos são os dos cosméticos à base de argila, que promovem purificação e remineralização da pele, ação tensora, anticaspas, cicatrizante e eficácia no combate à oleosidade da epiderme. Esses benefícios podem ser relacionados a produtos para o corpo, para o cabelo e para cremes faciais, bem como de higiene pessoal em geral (Valenzuela et al., 2009).

Empregadas nos produtos cosméticos, como excipientes ou como substâncias ativas, as argilas devem preencher um número de exigências relativas à segurança e à estabilidade, devendo apresentar principalmente a inocuidade química e microbiológica. Isso inclui desde a seleção de materiais terrosos, contendo minerais com propriedades químicas, coloidais e reológicas adequadas, processos de lavagem com água, a fim de aumentar a pureza desses minerais, até o controle do teor de metais pesados (arsênio, chumbo), granulometria e carga microbiana presente (Zague et al., 2007).

Vejamos, a seguir, as cores de argila e os respectivos benefícios:

- **Argila amarela** – É rica em silício e potássio, tem efeito remineralizante do colágeno da pele (Terramater, 2022). Exerce papel determinante na nutrição e na reconstituição celular, retardando e contribuindo, dessa maneira, para o antienvelhecimento cutâneo (Eveline, 2010). Na estética facial, é usada por sua ação purificadora.
- **Argila branca** – Também conhecida como *caulim*, essa argila é naturalmente misturada com outros tipos de argila para suavizar os efeitos intensos das outras cores. Tem alta quantidade de alumínio, fato que lhe concede propriedade cicatrizante; seu uso na estética promove ação antisséptica e facilita a circulação sanguínea (Souza, 2005). Sua composição mineralógica qualitativa corresponde a uma mistura de quartzo e caolinita. Os principais benefícios são: clarear, absorver oleosidade sem desidratar, suavizar, cicatrizar e catalisar reações metabólicas do organismo. É indicada para peles manchadas, sensíveis e delicadas, com propriedades cicatrizantes, pois tem uma elevada porcentagem de alumínio em sua composição. É uma argila que não tem muito poder de absorção, sendo

indicada para peles sensíveis e muito usada em máscaras faciais, loções e xampus para cabelo seco. A argila branca tem vários oligoelementos, sendo o mineral mais destacado o silício. Reduz inflamações, tem ação purificante, adstringente, remineralizante, antisséptica e cicatrizante.

- **Argila cinza** (wilkinita ou bentonita) – A mais tradicional das argilas, a argila cinza é rica em silício e zinco e oferece atividade seborreguladora (adstringente) e purificadora (Eveline, 2010). Sua coloração deve-se à presença de óxido de ferro, que atua em sinergia com outros minerais presentes (Souza, 2005). Sua composição mineralógica qualitativa corresponde a uma mistura de quartzo, esmectita, illita e caolinita (Ribeiro, 2010). Na estética corporal, promove tensionamento, melhorando a flacidez tissular, o que auxilia no combate à celulite. Na estética facial, é indicada para peles oleosas, regulando a oleosidade da pele. Pode ser usada em: varizes, contusões, feridas, luxações, tromboses, congestão venosa e arterial que altera a cor da pele. Regula a seborreia capilar e absorve irradiação solar, pois conta com titânio em sua composição. Também tem efeito clareador e é levemente esfoliativa.

- **Roxa** – Rica em magnésio, a argila roxa induz à síntese regeneradora do colágeno, essencial para manter a pele com aspecto mais jovem em razão da ação iônica de bioeletroestimulação (Terramater, 2022). Reconstrói a vitalidade da pele, reduzindo edemas após limpeza facial (Medeiros, 2013). Para ação terapêutica, é indicada principalmente em queimaduras de primeiro grau, por possuir efeitos cicatrizante e analgésico (Medeiros, 2013).

- **Argila preta ou lama negra** – É obtida de grandes profundidades e raramente é encontrada pura (Ribeiro, 2010). Esse tipo de argila vem associado a materiais orgânicos e à água, formando uma lama viscosa e de cor escura. É uma das mais raras argilas e, além de anti-inflamatória, tem capacidade cicatrizante, antiartrósica e antitumoral (Eveline, 2010). Na estética facial e corporal, é usada em procedimento de fangoterapia. O *fango* é uma terapia com lama proveniente da marinha ou de nascentes de águas termais, ou lamas de origem vulcânica. É uma palavra italiana que significa "lama".
- **Argila rosa** – É uma mistura das argilas branca e vermelha, promove elasticidade e tonificação, por isso é a argila mais comum na estética. Melhora o sistema imunológico, realça o brilho e a maciez (Medeiros, 2013). Sua composição mineralógica qualitativa corresponde a uma mistura de quartzo, esmectita, illita e caolinita (Ribeiro, 2010). Ativa a circulação com efeitos emolientes e antioxidantes (Medeiros, 2013; Verner-Bonds, 1999). Na estética, seu efeito é antioxidante, calmante, sendo muito usada para peles secas e sensíveis.
- **Argila verde ou montemolinorita** – Originária da França, a argila verde tem sua cor caracterizada pelo óxido de ferro, além de magnésio, cálcio, potássio, manganês, fósforo, zinco, alumínio, silício, cobre, selênio, cobalto e molibdênio. Com pH *(*potencial hidrogeniônico) neutro e ação absorvente, faz filtro nos edemas e tem diversas outras propriedades, como secativa, emoliente, antisséptica, bactericida, analgésica e cicatrizante. Efeitos da argila verde na estética: aumento da circulação sanguínea; desintoxicação local; esfoliação ou microabrasão superficial; aumento do crescimento celular epidérmico; efeitos tensor, trófico e catalítico, em função de sua radioatividade (que somente atua quando ativada com água mineral) (Medeiros, 2013).

- **Argila vermelha** – É uma argila rica em óxido de ferro com propriedades tensoras (Ribeiro, 2010). O óxido de ferro e o cobre presentes na argila vermelha são elementos importantes na respiração celular e na transferência de elétrons (Terramater, 2022). Sua composição mineralógica qualitativa corresponde a uma mistura de quartzo, esmectita, illita e caolinita (Ribeiro, 2010). Na estética facial, tem ação reguladora do fluxo sanguíneo e vascular, garantindo conforto e suavidade para peles sensíveis ou acometidas por telangiectasias (pequenas veias, menores do que 1 milímetro de diâmetro, que se desenvolvem logo abaixo da epiderme) e rosácea (doença inflamatória crônica da pele). Na estética corporal, é aplicada para promover efeitos antiflacidez e como ativadora da microcirculação. Seu uso é contraindicado nos casos de pessoas agitadas, ansiosas, com inflamações ou que estejam sob o efeito de estresse, pois essa cor aumentará o fluxo sanguíneo e o calor (Medeiros, 2013). Os principais elementos presentes na argila vermelha e suas respectivas estruturas são: óxido de magnésio (MgO); sódio (Na); óxido de ferro (Fe_2O_3); óxido de cobre (CuO); óxido de potássio (K_2O); ferro (Fe); cobre (Cu) e cromo (Cr) (Sampaio et al., 2008; Medeiros, 2013).

Dessa forma, a argila pode ser usada em certos tipos de lesão, pois purifica e revitaliza o sangue. Pode ser utilizada também em aplicações tópicas sob a forma de banhos, talco, compressas ou cataplasmas, para tratamentos de cicatrizes, eczemas, acnes, erupções cutâneas, queimaduras solares, edemas, verrugas, furúnculos e diversos problemas de saúde.

Na estética, a ação da argila é antisseborreica, cicatrizante, clareadora, desintoxicante, tonificante, revitalizante, rejuvenescedora, esfoliante natural, além de preventiva da flacidez facial e corporal. Tem efeito tensor, suavizando as linhas de expressão.

No quadro a seguir, podemos conferir a composição da argila de acordo com as cores, seus efeitos na pele e suas funções na estética.

Quadro 4.1 – Tipos e funções das argilas

Tipo	Composição mineralógica	Oligoelemento	Efeitos na pele	Uso na estética
Branca (caulim)	Quartzo e Caolinita	Alumínio Silício	Facilita na circulação sanguínea	Revitalizante Clareadora
Verde ou Acizentada (Montmorilonita)	Quartzo, Esmectita, Illita e Caolinita	Óxido de ferro Silício Zinco	Desinfiltra o interstício celular	Desintoxicante Adstringente e cicatrizante Pele acneica e celulite
Vermelha	Quartzo, Esmectita, Illita e Caolinita	Óxido de ferro e Cobre	Regula a microcirculação	Corporal: tensora Facial: efeito tensor e estimula a circulação sanguínea e linfática
Rosa	Quartzo, Esmectita, Illita e Caolinita	Alumínio, Óxido de ferro e Cobre	Facilita na circulação sanguínea, regula a microcirculação	Calmante Peles secas e sensíveis Purificante
Preta ou lama negra (fangoterapia)	Montmorilonita, Calolinita e Mica	Silício, Alumínio, Titânio	Ativador da circulação, além de contribuir com a renovação celular	Antiinflamatório e Desintoxicante
Amarela	Montmorilonita, Calolinita e Mica	Silício Potássio	Nutrição e reconstituição celular	Purificante Regeneradora
Roxa	Montmorilonita, Calolinita e Mica	Magnésio	Estimulante da síntese do colágeno	Facial: efeito Tensor e nutritiva Corporal: desintoxicante e estimula redução de medidas

Fonte: Amorim; Piazza, 2022, p. 10.

A argila tem se constituído em um verdadeiro laboratório para a vida, desde suas primeiras referências até os dias de hoje. Assim, podemos observar um fantástico e imenso relato em seu uso, tanto na estética quanto na saúde, com grandes resultados.

4.4. Argila: onde encontrar, acondicionamento e descarte

É muito importante que a argila seja limpa, ou seja, que não contenha saibro, pedras, areia, cacos de vidro e outras impurezas. Vejamos, a seguir, onde encontrar a argila, como acondicioná-la e reutilizá-la.

4.4.1 Onde encontrar

Pode ser encontrada em olarias, na natureza, assim como em casas que revendem produtos naturais. Ela deve ter procedência natural e não ser tirada de lugares com poluição ou contaminados. Outro fator muito importante é observar se a argila não provém de lugares úmidos e sombrios. A argila deve vir de lugares ensolarados. Ela não deve estar cozida, quanto mais virgem, melhor. É importante observar também se ela não contém produtos químicos, adubos, estercos, minhocas e substâncias estranhas (Peretto, 2001).

A argila boa pode ser encontrada a um metro de profundidade, no subsolo, e deve ser retirada da camada abaixo dos húmus. Pode também ser retirada de um barranco, mas as camadas externas devem ser inutilizadas, aproveitando-se somente as camadas profundas (Peretto, 2001).

Nas olarias e pedreiras, é possível obter terra para tratamentos prolongados, e a fonte acaba saindo por um valor mais baixo, mas esse tipo de terra demanda bastante trabalho em seu manuseio, sem contar que é necessário ter muito cuidado e observar se ela não recebeu querosene ou algum produto parecido. É possível constatar a alteração cheirando o produto (Peretto, 2001).

Os blocos batidos em máquinas devem ser evitados, porque o emplasto fica muito comprimido, perdendo a permeabilidade, sendo muito difícil de sair das mãos. Os resultados também não são nada eficazes (Peretto, 2001).

Nas lojas especializadas, a argila vem praticamente pronta: moída, peneirada e sequinha. É necessário apenas conhecer a idoneidade do fornecedor.

Quando a argila apresentar algumas pedrinhas, isso não será problema se ela não for aplicada em forma de cataplasma (para a pessoa se deitar em cima), pois essas pedrinhas podem machucar. Nesse caso, a argila pode ser peneirada (Peretto, 2001).

4.4.2 Acondicionamento

Em casos em que a argila não é facilmente obtida, ela pode ser guardada para uso emergencial. A rapidez é sempre muito importante, principalmente em casos de dor ou acidentes.

Para guardar a argila, é muito importante que ela esteja seca. Caso ela ainda se apresente úmida, é possível secá-la em uma fonte de calor para que se mantenha fresca e viva. É muito bom se ela puder secar ao sol (Peretto, 2001).

O vasilhame para acondicionamento deve ser muito bem limpo e higienizado, não podendo seu material ser de ferro, alumínio, cobre, estanho, galvanizado ou de plástico. Os materiais adequados são aço inoxidável, gamelas de madeira, vidros, louças ou esmaltados (Peretto, 2001).

É muito bom que, antes de ser utilizada, a argila seja colocada sob a luz do sol para revitalizar, assim, absorverá o magnetismo solar e devolverá a radiação ao ser utilizada.

Para um melhor acondicionamento, deve-se utilizar vidros escuros, pois a obscuridade é ótima, uma vez que é a condição inicial da argila. A argila pode ficar guardada por muito tempo e, quando necessário, é só misturar água e ela se restaurará novamente (Peretto, 2001).

4.4.3 Descarte

Geralmente, a argila é utilizada para tratamentos de saúde e, com isso, absorve muitas impurezas, ficando saturada. Após o uso, ela deve ser descartada, pois sua energia e seu magnetismo já foram usufruídos, ficando sem validade para tratamentos. Inclusive seria uma grande falta de higiene sua reutilização. Depois de ser utilizada, a composição da argila altera-se com restos de células mortas e resíduos das glândulas sudoríparas e sebáceas.

A argila trabalha realizando desintoxicação e regeneração, dissolvendo as matérias ruins de nosso organismo; retirando as energias ruins e substituindo-as por energias boas que se fazem presentes em sua composição (Truppel; Marafon; Valente, 2020).

O uso da argila é vantajoso pelo fato de ter baixo custo, ser fácil de adquirir e acessível a todas as pessoas. Um item muito importante em todo este estudo é o seguinte: é necessário saber usar a argila por ela pertencer ao reino mineral e ter grande capacidade de absorver as energias negativas, tornando-se um ótimo instrumento que harmoniza e cura.

4.5 Aplicação da argila

Para a aplicação da argila, o profissional deve utilizar espátula de madeira, algodão, gaze e atadura de crepom. Deve-se preparar a argila e colocar uma camada espessa, de mais ou menos 1 a 5 milímetros, no local a ser tratado. Caso o problema seja no tórax ou no abdômen, usa-se uma cataplasma bem grossa. Se a aplicação for no rosto, a camada deve ser bem fina. Na cabeça, pélvis e nos membros, a espessura deve ser de 2 milímetros. A área a ser coberta varia segundo sua extensão, mas o cataplasma deve sempre cobrir a região a ser tratada, ultrapassando-a. Deve-se realizar a aplicação direta sobre a pele para serem obtidos bons resultados.

A argila deve ser coberta com um tecido fino, de cor clara (de preferência branco) e muito limpo. Não usar sintéticos ou plásticos, pois esses artigos impedem a circulação de ar, assim como promovem aquecimento (Peretto, 2001).

Todas as pessoas deveriam fazer uso mensalmente de uma cataplasma envolvendo o abdômen, mesmo que não apresentem problemas ou distúrbios orgânicos, pois ela desencadeia processos sucessivos de purificação e revitalização (Nunes; Rêgo, 2009).

Segundo Peretto (2001), nas congestões dos órgãos internos, quanto mais se aquece o barro, mais se descongestiona o corpo, liberando o calor interno que se combate. O barro que se aplica sobre o ventre é mais eficaz na medida em que se aquece com o calor que vem do interior do próprio ventre.

É sempre aconselhável a máxima prudência ao iniciar um tratamento alternativo, portanto, é essencial consultar um médico antes de submeter-se a uma terapia à base de argila, tanto para uso interno quanto externo. No Brasil, a terapia de ingestão de argila é proibida pelos órgãos regulamentados (Bourgeois, 2006).

4.5.1 Poderes de ação

Os poderes curativos da argila são diversos, mas é preciso conhecer suas ações e propriedades. Independentemente de cor ou local de origem, ela tem propriedades que vão desde a intensidade até a capacidade de absorção, além de ser anti-inflamatória, refrescante, analgésica, cicatrizante, descongestionante, desintoxicante, antibiótica, bactericida, calmante, antisséptica, emoliente e fortalecedora dos órgãos internos (Peretto, 2001).

A argila é encontrada em variadas alturas e profundidades, sendo extraída de jazidas a céu aberto e encaminhada às indústrias, que manipulam e processam esse material, retirando os compostos indesejáveis. É realizada uma análise por meio de culturas microbiológicas para constatar se há presença de fungos, leveduras e bactérias, evitando qualquer tipo de contaminação. Depois, a argila é levada para uma área de secagem. Segundo Langreo (1999), pode ser encontrada em diferentes profundidades e alturas, sendo frequentemente extraída de jazidas e, então, levada a indústrias para ser processada e manipulada. A argila é escolhida é examinada por meio de culturas microbiológicas para investigar a presença de fungos, leveduras, bactérias ou qualquer outro tipo de contaminação.

A argiloterapia pode ser utilizada com outras terapias ou como processo terapêutico único. Seu uso melhora o estado físico, emocional e energético da pessoa, bem como tem o poder de fixar suas propriedades no local em que é aplicada, o que explica a ação purificadora e enriquecedora.

Muitos profissionais costumam aliar a argiloterapia com a fitoterapia e os óleos essenciais para potencializar o tratamento e proceder a uma cura rápida.

Pode-se servir um chá por via oral, sempre com o cuidado de ser indicado para a doença a ser tratada. Além disso, é possível fazer uma pasta da argila e utilizá-la para aplicação.

Na preparação, é importante cuidar ao escolher o recipiente, que deve ser de vidro, porcelana ou barro.

As plantas também podem receber tratamentos com argila. Caso a planta esteja machucada, aplica-se um cataplasma de argila, deixando-o até cair. Assim que o cataplasma cair, coloca-se outro. As plantas que demonstram dificuldade em se desenvolver devem levar um banho de argila antes de serem plantadas. Esse procedimento acelera os processos orgânicos, deixando a planta resistente e ativa (Peretto, 2001).

Se a planta estiver doente, basta passar argila para obter bons resultados. Esses cuidados podem ser realizados também em cortes e podas. Esse procedimento evita a contaminação da planta. As plantas também são seres vivos e têm sentimentos, devendo ser tratadas com muito respeito (Peretto, 2001).

Existem diversas formas de utilizar a argiloterapia em tratamentos, porque ela purifica os abscessos, cicatriza feridas, reconstitui os tecidos desorganizados, cura picadas, mordidas, processos de hematoma por pancada muito rapidamente (Peretto, 2001).

4.5.2 Tempo de aplicação

A técnica de aplicação da argila é muito variada, podendo demorar de 1 a 2 horas, ou muito mais tempo, como uma noite inteira, por exemplo. O tempo vai depender da gravidade do caso. Se for muito grave, é possível utilizar uma cataplasma seguida de outra. Se o problema apresentado for uma lesão com infecção, é necessário realizar várias trocas. Já em órgãos como rins, fígado, estômago, ou em caso de calcificação de osso, pode-se deixar a cataplasma no local por 1 ou 2 horas, ou se estender por mais tempo (Peretto, 2001).

Deve-se iniciar o tratamento com um tempo menor e depois ir aumentando a duração aos poucos, assim como o tamanho do curativo. Inicia-se com uma cataplasma pequena, de espessura média, e vai-se aumentando o tamanho até chegar ao curativo ideal. Deve-se evitar sensações desagradáveis, aborrecimentos, violência, deixando que o corpo vá se acostumando com o tratamento (Peretto, 2001).

Quando a pessoa coloca a cataplasma no local a ser tratado, deve observar se a região está muito quente. Caso isso ocorra, o barro secará, perdendo o poder de absorção. Nesse caso, é necessário efetuar a troca, pois a argila perdeu a utilidade.

Se o paciente estiver com cataplasma durante a noite e ficar incomodado, deve-se retirar a aplicação. É muito interessante observar que a pessoa que está envolta pelo barro adormece rapidamente (Peretto, 2001).

4.5.3 Temperatura

Normalmente, a temperatura da argila é determinada pelo paciente e conforme o clima da região, havendo diferença de tolerância no inverno e no verão. Por essas questões, o paciente pode ter a opção de escolha da temperatura: quente, morna ou fria.

Caso a pele esteja congestionada, é possível colocar cataplasma frio. Em uma pele fria, desvitalizada, aplicar argila quente (de acordo com a sensibilidade da pessoa, tomando-se cuidados para não ocorrerem queimaduras). Para ser relaxante, a argila deve ter uma temperatura quente que ativará a circulação sanguínea, eliminará as toxinas, aliviará os tecidos do ácido úrico e provocará suor. Aplicações quentes não devem ser realizadas por muito tempo, podendo causar debilitação (Peretto, 2001).

As cataplasmas quentes podem ser aplicadas para tratar: osteomielite; furunculose; dores reumáticas; nevralgias; resfriados; bronquites; asmas. Os locais principais de aplicação são nos ossos e na região dos rins. Já a cataplasma morna é aplicada principalmente na região da bexiga e do fígado (Peretto, 2001).

Nos tratamentos naturais, é importante observar que, em todo curativo frio, deve ocorrer aquecimento. Caso essa reação não ocorra, é porque as reservas orgânicas estão escassas, sendo necessário que a pessoa repouse. A temperatura do corpo deve subir rapidamente, e o frio será benéfico, pois as funções defensivas serão estimuladas (Peretto, 2001).

A cataplasma fria refresca, descongestiona, desinflama, alivia dores, melhora a circulação e provoca retorno de aquecimento, devendo ser trocada logo que se aqueça. A cataplasma fria pode ser aplicada sobre as partes inflamadas ou no baixo ventre. Caso a sensação de frio continue, a cataplasma pode ser substituída por uma mais morna (Peretto, 2001).

Caso a sensação da cataplasma seja extremamente fria, ou não provoque aquecimento imediato no corpo, uma bolsa de água quente ao lado da região pode auxiliar o aquecimento. O profissional da argiloterapia deve manter a cama do paciente bem aquecida, utilizando vários cobertores e até mesmo lençol térmico, se necessário. Além disso, é importante não deixar correntes de ar frio no ambiente (Peretto, 2001).

4.5.4 Aquecimento

A argila deve ser aquecida em banho-maria[2]. A metade da vasilha com argila deve ficar submersa até que se atinja a temperatura necessária. A argila nunca deve ser colocada em contato direto com o calor. Ela pode, sim, ser aquecida ao sol, ou é possível, ainda, fazer um chá com a planta que será usada na cataplasma. Nunca colocar o chá fervendo sobre a argila seca, ele deve estar apenas quente (Peretto, 2001).

A argila não pode nunca ser aquecida duas vezes, pois ela perde parte de sua composição (Peretto, 2001).

4.6 Formas de uso da argila

A argila pode ser utilizada tanto internamente quanto externamente, nas seguintes formas: comprimido; encapsulada; água argilosa; supositório; lavagem intestinal; cataplasma; compressa; aterramento; banho e talco (Peretto, 2001).

4.6.1 Extração de água cristalina

É recomendável utilizar sempre a água cristalina, pura. Caso não haja água pura disponível, é possível misturar a argila com a água poluída, pois a argila é bactericida. Em razão de ela ser bem absorvente, pode ser utilizada até em águas tratadas, pois retira o odor do cloro, e, conforme a pessoa ingere a argila, esta

---

2   Método utilizado para aquecer lenta e uniformemente qualquer substância líquida ou sólida em um recipiente, por meio do contato do vapor de água em um recipiente inferior.

continuará agindo. Assim, ao passar pelo tubo digestivo, eliminará os gases retidos, os vermes etc.

Caso a pessoa queira ter uma água muito mais limpa, é só colocar a argila no fundo da talha de água[3]. É uma técnica bem antiga para se obter água potável. Atualmente, temos os filtros de barro, que nos oferecem água fresca e natural o dia todo.

4.6.2 Ingestão de argila

A argila tem diversas aplicações, sendo necessário, para cada caso específico, conhecer a estrutura e a composição química. É usada há muito tempo, principalmente como excipiente para várias fórmulas farmacêuticas. Dário (2008) afirma que o interesse no uso terapêutico da argila cresceu muito e, atualmente, ela é utilizada em *spas*, em terapias de beleza, bem como em aplicações clínicas e farmacêuticas. Em razão das diferenças de cada argila, são esses locais que podem direcionar o uso correto, conforme a necessidade do indivíduo que estiver recebendo o atendimento.

Mesmo que a argila não seja perigosa, como qualquer outro medicamento, apresenta algumas contraindicações e, embora não sejam muitas, é necessário conhecê-las. No caso da ingestão de argila, é melhor evitar essa terapia interna se a pessoa tem hipertensão, prisão de ventre muito forte e tendência à obstrução intestinal (Bourgeois, 2006).

---

3   Vasilha grande de barro para se conservar a água; um cântaro grande para guardar água.

4.6.3 Preparo de água argilosa

A água argilosa deve ser preparada sem o uso de metais, utilizando a argila pura diluída em água, e seu preparo deve ser realizado algumas horas antes da ingestão.

Essa água argilosa deve ser tomada em jejum, ao levantar-se, ou de noite, antes de dormir, ou, ainda, antes das refeições. Se acontecer de causar prisão de ventre, diluir a argila em maior quantidade de água e tomar fracionada, diversas vezes ao dia. Se provocar náuseas, a água de argila pode ser substituída pelos comprimidos de argila.

4.6.4 Cápsulas de argila

Conforme Peretto (2001), em seu livro *Argila: um santo remédio e outros tratamentos compatíveis*, é possível confeccionar cápsulas de argila. As cápsulas são confeccionadas com argila em pó e com muita higiene. Mistura-se a argila com mel ou faz-se uma infusão de plantas curativas. Moldam-se bolinhas bem pequeninas, que são colocadas sob a luz do sol para secagem. O recipiente deve ser coberto com tecido ou telinha fina para evitar insetos.

Pessoas com sofrimento de prisão de ventre devem ingerir comprimidos com pó de sene ou ruibarbo. Quando o problema for gripe ou dor de garganta, a pessoa deve ingerir comprimidos de argila e mel.

4.6.5 Preparo de uma cataplasma

Para preparar uma cataplasma, deve-se colocar a argila em um recipiente de vidro, porcelana ou plástico, evitando vasilhas de qualquer tipo de metal. Colocar água, suco ou chá de plantas medicinais (não fazer em vasilhas de alumínio), cobrindo toda a argila da vasilha. Em cataplasmas frias, utilizar o líquido frio, em cataplasmas quentes (de preferência mornas), usar o líquido quente até que ele cubra o conteúdo da argila. Para que a aplicação fique mais fácil, colocar a água sobre a argila e deixar em repouso. Não se deve mexer no preparado antes de usá-lo, pois surgirão caroços duros, dificultando a aplicação. Esse fato ocorre porque a argila perde a porosidade, fica lisa e impermeável, ou seja, menos absorvente, e o resultado não será nada agradável. A mistura não deve ser mexida antes de ser colocada no pano nem ser alisada.

Para fazer a mistura de argila, utilizar água mineral ou de mina (não utilizar utensílios de metal para mexer a mistura) e deixar em repouso, em média por 1 hora, ou mais, e não tocar no material para que ele não fique aderente e difícil de manusear. Quanto menos mexer no material, melhor será o resultado. Depois desse descanso, usar as mãos para que a argila se molhe uniformemente, obtendo uma pasta lisa, homogênea, como uma pomada. Se for possível, colocar um pouco sob o sol antes de usar. Reservar um pouco da argila seca. Caso a cataplasma fique muito mole, é possível adicionar um pouco de argila e deixá-la mais grossa. O tratamento geralmente dura alguns dias, assim, quando a argila já é deixada preparada, o trabalho é menor. Mas é importante o profissional lembrar que não se deve aquecer duas vezes uma cataplasma.

Quando for utilizada a cataplasma na região do abdome, o emplasto deverá cobrir a virilha e ir até o início das costelas e na parte posterior do tronco.

4.6.6 Uso de argila em *spas*, estâncias e caseiro

No Brasil, existem diversos lugares nos quais é possível fazer uso da lama, como em estâncias hidrominerais ou *spas*, sendo indicados para doenças como: artrite, afecções reumáticas ou ósseas e anemia. Mas pessoas sem recursos financeiros podem realizar seus banhos de lama em suas casas, pois eles são verdadeiros banhos depurativos e descongestionantes, com durabilidade de 5 a 10 minutos para iniciar; na sequência, com o passar dos dias, os banhos podem atingir a duração de 20 minutos. O banho de lama pode ser realizado até três vezes por semana, durante um mês (Nunes; Rêgo, 2009).

Os banhos podem ser feitos nos locais do corpo em que mais são necessários. Para essa prática, são necessários alguns preparos: o corpo deve ser aquecido por meio de exercícios leves, com respiração profunda e calma (Peretto, 2001).

A argila ou terra (se for utilizada terra, ela deve ser peneirada) é preparada com água mineral fresca ou chá da preferência da pessoa, formando uma papa grossa, como uma massa de bolo. A quantidade deve ser suficiente para encher uma bacia ou banheira. Deve-se fazer uma fricção com essa composição no corpo todo, inclusive no couro cabeludo. Após o uso da lama, a pessoa deve tomar um banho rápido e se agasalhar, pois o aquecimento será curativo (Peretto, 2001).

Já nos *spas*, o banho de lama é tradicional e completo, sendo um excelente tratamento para quem tem artrite, bursite, acne e inflamações. O banho é realizado em salas especiais, privativas e individuais, mas é proibido mulheres em período menstrual e pessoas com baixa resistência, neoplasia ativa, gestantes e portadores de marca-passo. A recomendação é que o banho seja realizado 2 horas após a refeição.

O procedimento leva em torno de 50 minutos, entre banho e preparativos. A imersão é realizada por 20 minutos em banheira de lama negra dissolvida em água sulfurosa[4] (todos os *spas* têm seu protocolo e um tipo de lama específico). A temperatura utilizada é de média para baixa.

Existem *spas* que têm banheiras com água radioativa[5], na qual a pessoa ficará por 10 minutos após a lamaterapia, com a temperatura da água bem elevada, proporcionando um banho relaxante. Em outros locais, as pessoas saem do banho e vão para um divã com o corpo molhado, sendo protegidas com lençol e cobertor, para efetuar o processo chamado de *sudação*, que proporciona um relaxamento completo. Somente depois da sudação é que a pessoa poderá dirigir-se ao banho para retirar a lama do corpo.

Em estâncias hidrominerais, a água do local geralmente é preta e sulfurosa. Seu cheiro é forte por causa do enxofre que faz parte da composição.

A cidade de Araxá (MG) é privilegiada em virtude das águas sulfurosas e radioativas. É uma cidade conhecida por sua lama negra medicinal, e muitos brasileiros conhecem os benefícios relaxantes do local. Suas águas termais e lama negra são famosas pelas propriedades existentes. Essa fama também decorre da história de Dona Beja, que tomava seus banhos na lama do Barreiro, e todos diziam que sua beleza era proveniente de lá (Lima, 2022).

---

4 A água sulfurosa é uma água com alta temperatura, com enxofre em sua composição, sendo indicada para os seguintes tratamentos: doenças **reumáticas, diabetes, asma, colites, acne, intoxicações e inflamações.**

5 Em sua composição, a água radioativa leva o radônio, que é um gás nobre. A origem do radônio é natural e ele ajuda a ativar o metabolismo. A água radioativa é indicada para os seguintes tratamentos: diabetes, elevar o sistema imunológico, estresse e infecções.

Em Araxá, existem diversos *spas* que oferecem, além da lamaterapia, águas sulfurosas e radioativas que são somadas a diversos protocolos relaxantes, como: banho de pérolas, variedades de técnicas de massagens, acupuntura, sauna e duchas. Em alguns *spas* do local é possível até mesmo meditar, praticar ioga, pilates e alongamentos.

Vejamos algumas observações sobre os banhos de argila:

- após o banho, unhas, cutículas e sola dos pés ficam escurecidas;
- pessoas hipertensas têm de aferir a pressão antes do banho;
- é obrigatória a retirada de adornos metálicos, como pulseiras, brincos, anéis e correntes.

4.6.7 Uso da argila na terapia capilar

Além dos diversos usos da argila que já vimos, ela também pode ser utilizada para tratamentos do couro cabeludo com problemas de caspa, seborreia e dermatites. A argila provoca estímulo no tecido dérmico, produzindo efeitos concentrados em restos metabólicos do espaço intersticial, retirando, assim, os resíduos que estão sobre a pele, como restos de seborreia e suor excretado pelas glândulas sudoríparas e sebáceas. Desse modo, aumenta a nutrição local, retirando os agentes que podem causar infecção ao folículo piloso e proporcionando mais resistência (Peretto, 2001).

A argila, quando utilizada no couro cabeludo, proporciona um efeito de *peeling* (procedimento estético capaz de promover a renovação celular), retirando as células mortas, liberando o organismo das toxinas, ativando a circulação e absorvendo as impurezas e resíduos.

Para tratamentos capilares, são utilizadas as argilas nas cores verde, branca e cor-de-rosa (Gomes; Damazio, 2009).

A mais tradicional de todas as argilas, como já vimos, é a verde, que tem ação adstringente, cicatrizante e oxigenante. Essa ação faz com que ela desintoxique e regule a secreção sebácea do couro cabeludo (Gomes; Damázio, 2009).

A argila branca, em razão de seu pH muito próximo ao de nossa pele, proporciona a absorção da oleosidade sem desidratar, suavizando, cicatrizando e catalisando reações metabólicas do organismo. Ela pode ser utilizada pura ou misturada com a argila verde ou vermelha, para suavizar seu efeito (Gomes; Damázio, 2009).

É possível reduzir a oleosidade, esfoliar, renovar e fortificar o couro cabeludo com uma mistura: argila vermelha com a branca, criando a argila rosa. Seu efeito será antisséptico, adstringente, cicatrizante e suavizante. Pode ser usada como máscara no couro cabeludo.

À argiloterapia podem ser associados outros tratamentos terapêuticos para potencialização dos efeitos, como é o caso dos óleos essenciais. O casamento desses dois produtos é perfeito, com excelentes resultados.

4.7 Sintomas adversos e contraindicações durante o uso da geoterapia

De acordo com Peretto (2001), podem ocorrer os seguintes **sintomas adversos** com o uso da geoterapia:

- hiperemia;
- descamações da epiderme;
- elevação da temperatura corporal (hipertermia)

- percepção de pele desidratada e repuxamento;
- acumulação de pus em cavidades, pós-geoterapia.

Conforme Peretto (2001), a geoterapia é **contraindicada** nos seguintes casos:

- colocação e retirada da geoterapia sem a utilização dos equipamentos de proteção individual (EPIs) necessários;
- aplicação diretamente em úlceras, ferimentos profundos, fraturas expostas;
- aplicação direto no tórax da pessoa que utiliza marca-passo;
- utilização da argila fria no tórax e na região lombar;
- uso de argila na face sem antes higienizar a epiderme;
- utilização de máscaras faciais em pessoas que sofrem de claustrofobia (deve ser realizada ficha de anamnese antes de qualquer procedimento estético);
- aplicação no interior de narinas, vagina, em fístulas e queimaduras de terceiro grau;
- em descamações da epiderme;
- quando ocorrer elevação da temperatura corporal (hipertermia), percepção de pele desidratada e repuxamento;
- quando ocorrer acumulação de pus em cavidades pós--geoterapia.

Síntese

A argila é um mineral procedente de rochas sedimentares que, em sua composição, apresentam grãos muito finos de silicato de alumínio, bem como óxidos que lhe dão variadas tonalidades e propriedades. As variedades da argila originam-se de um conjunto de processos físicos e químicos que modificam as rochas, alteram a forma física e a composição química destas, gerando, com essas alterações, a argila.

A argila é muito utilizada na indústria, principalmente na fábrica de cerâmicas, louças, utensílios domésticos e decoração, bem como em tratamentos estéticos e medicinais. A cada dia se descobrem novos benefícios que a argila pode proporcionar. Ela é considerada um dos medicamentos mais antigos que a humanidade conhece. O filósofo Aristóteles já utilizava a argila como um recurso para tratar a saúde. Hipócrates, médico grego considerado o pai da medicina, ensinava seus alunos sobre uso medicinal da argila. A argila era utilizada para mumificação no antigo Egito, assim como para a conservação de manuscritos.

O uso da argila na área dos cosméticos é mais popular em virtude de seus benefícios positivos quando aplicada na pele ou no cabelo.

As argilas são minerais muito valiosos pela sua composição, os quais são utilizados esteticamente e terapeuticamente. Seu processo de fabricação para estética e saúde deve ser realizado em local arejado e limpo, com equipamentos em excelente estado de conservação, evitando contaminações. O material é coletado da jazida, armazenado e transportado para um secador a fim de tirar todas as impurezas; então, essa argila é seca, moída e peneirada para retirar as impurezas e partículas maiores. Ao final desse processo, ela é colocada em recipiente limpo e arejado.

Os componentes da argila são: alumínio, ferro, magnésio, manganês, silício, sódio e potássio.

Os tipos de argila existentes dependem muito da região da qual foi extraída, e os minerais concentrados são responsáveis por definir sua tipologia, tornando-a repleta de propriedades cosméticas.

Para saber mais

Acesse o *link* indicado a seguir para saber mais sobre o vulcão de Totumo, localizado no município de Santa Catalina, na Colômbia, procurado por turistas para banhos de lama.

VOCÊ JÁ pensou em nadar em lama vulcânica? Em Totumo isso é possível. **Qual viagem**, 30 ago. 2016. Disponível em: <http://www.qualviagem.com.br/voce-ja-pensou-em-nadar-em-lama-vulcanica-em-totumo-isso-e-possivel>. Acesso em: 12 dez. 2022.

Conheça um pouco mais sobre a argila medicinal assistindo ao vídeo indicado a seguir:

VOCÊ BONITA. **Argila Medicinal (16/07/2014)**. Disponível em: <https://www.youtube.com/watch?v=XlJ2Xr06zvE>. Acesso em: 12 dez. 2022.

No vídeo indicado a seguir, você assistirá a uma psicóloga ensinando como conseguir a argila, a preparação, o cataplasma, a desintoxicação e as misturas para tratamentos de várias doenças.

A GEOTERAPIA é um tratamento natural com produtos da terra. Disponível em: <https://www.youtube.com/watch?v=qtCm5A3A6S4>. Acesso em: 12 dez. 2022.

O programa oferecido pelo Sistema Único de Saúde (SUS) apresenta um terapeuta holístico que aborda a geoterapia que utiliza pedras, óleos e cristais para promover a cura de diversas infecções.

CANAL SAÚDE OFICIAL. **PICS**: Geoterapia – Ligado em Saúde. Disponível em: <https://www.youtube.com/watch?v=sGv0DXW6nTA>. Acesso em: 12 dez. 2022.

Questões para revisão

1. O que são argilas?

2. Complete a frase a seguir com a palavra correta:

   A água radioativa leva em sua composição _____, que é um gás nobre.

   a) silício.
   b) radônio.
   c) manganês.
   d) alumínio.
   e) zinco.

3. O que pode diferenciar as cores da argila?
   a) O pigmento.
   b) O cálcio.
   c) A limonita.
   d) O ferro.
   e) O manganês.

4. Complete a frase a seguir com a palavra correta:

   A argila branca é também chamada de _____.

   a) talco.
   b) pó.
   c) antirreumática.
   d) caulim.
   e) xilita.

5. Quais as cores de argila utilizadas para tratamentos capilares?

Questões para reflexão

1. Caso você conheça alguém que sofre com queda de cabelos, indicaria o uso da argila para combater o problema?

2. A geoterapia é considerada um tratamento natural e holístico com resultados positivos, porque, em sua composição geológica e química, existem princípios ativos que atuam na cura de doenças. O que você acha sobre isso?

3. Você faria um tratamento estético com argila preta? Acredita em seus efeitos rejuvenescedores?

4. Caso você tivesse acne, faria um tratamento utilizando somente a argila verde, sem consultar um dermatologista?

5. A geoterapia é uma das técnicas comumente usadas na naturopatia, que entende a doença como um processo, promovendo sua prevenção e seu tratamento por meio de métodos e recursos naturais, estimulando a capacidade intrínseca do corpo de recuperar a saúde. Você seria capaz de abandonar a medicina tradicional para se tratar somente com geoterapia? Justifique sua resposta.

Capítulo 5
Ozonioterapia

Alessandra Burbello

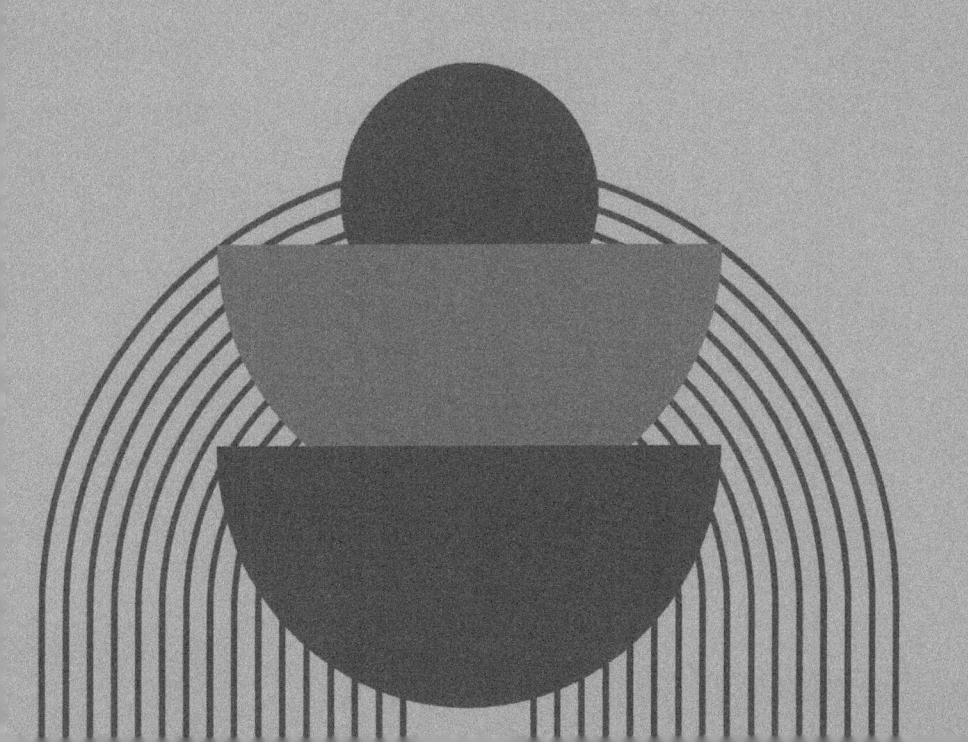

Conteúdos do capítulo:

- Definição de ozonioterapia como prática integrativa.
- Conceitos básicos e contexto histórico.
- Formas práticas de aplicações da ozonioterapia.
- Indicações da prática.
- Recomendações de uso para garantir o sucesso do tratamento.

Após o estudo deste capítulo, você será capaz de:

1. reconhecer as vantagens da ozonioterapia no tratamento da saúde;
2. compreender os conceitos básicos dessa prática integrativa;
3. saber o contexto histórico da prática e sua evolução no decorrer dos anos;
4. ter domínio sobre as indicações dessa prática;
5. entender formas de uso e cuidados.

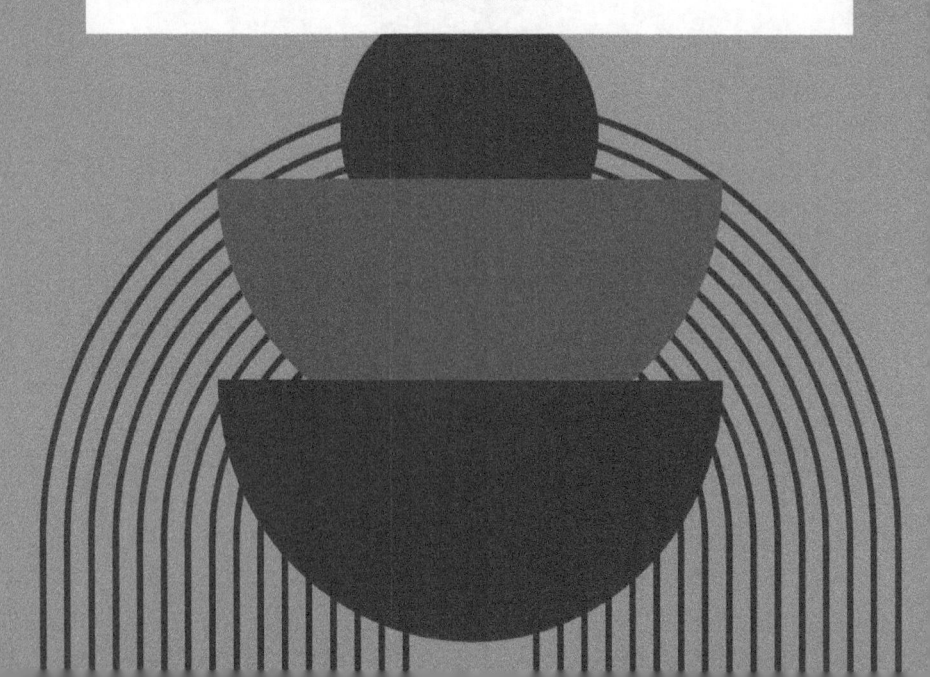

Inúmeros estudos comprovam os resultados e os benefícios do ozônio no tratamento medicinal, apontando as excelentes propriedades desse elemento, entre as quais estão ações anti-inflamatórias, antissépticas, modulação do estresse oxidativo, melhora da circulação periférica e da oxigenação (Morette, 2011; Oliveira Junior; Lages, 2012; Ferreira et al., 2013).

Para melhor entendimento dessa prática integrativa, abordaremos o tema trazendo uma apresentação do método e uma explanação sobre o ozônio, a fim de demonstrar suas características de formação natural e as ações necessárias para que ele passe a ter propriedades medicinais.

Apresentaremos, também, importantes informações sobre a ozonioterapia: como é aplicada, seus conceitos básicos e históricos – desde seu surgimento até a sua condição nos dias atuais.

Não menos importante, analisaremos, finalmente, as formas práticas de aplicações da ozonioterapia: como acontece o tratamento da água e de óleos vegetais, bem como os resultados da prática conforme as enfermidades, além de algumas recomendações de seu uso.

5.1 Definição: ozonioterapia como prática integrativa

A ozonioterapia faz parte do grupo de Práticas Integrativas e Complementares em Saúde (Pics). Evidências científicas têm mostrado os benefícios do tratamento integrado entre medicina convencional e Pics.

É um recurso terapêutico que atua na prevenção de doenças e na recuperação da saúde. A técnica se efetiva por meio da aplicação de uma mistura de gases: o oxigênio e o ozônio. Tem potencial para o tratamento de um amplo número de patologias, com resultados comprovados, e pode ser aplicada de modo isolado e complementar (Schwartz et al., 2011).

Segundo o Ministério da Saúde, a ozonioterapia é considerada:

> A ozonioterapia é pratica integrativa e complementar de baixo custo, segurança comprovada e reconhecida, que utiliza a aplicação de uma mistura dos gases oxigênio e ozônio, por diversas vias de administração, com finalidade terapêutica, já utilizada em vários países como Itália, Alemanha, Espanha, Portugal, Rússia, Cuba, China, entre outros, há décadas.
>
> Há algum tempo, o potencial terapêutico do ozônio ganhou muita atenção através da sua forte capacidade de induzir o estresse oxidativo controlado e moderado quando administrado em doses terapêuticas precisas. A molécula de ozônio é molécula biológica, presente na natureza e produzida pelo organismo sendo que o ozônio medicinal (sempre uma mistura de ozônio e oxigênio), nos seus diversos mecanismos de ação, representa um estimulo que contribui para a melhora de diversas doenças, uma vez que pode ajudar a recuperar de forma natural a capacidade funcional do organismo humano e animal.
>
> Alguns setores de saúde adotam regularmente esta prática em seus protocolos de atendimento, como a odontologia, a neurologia e a oncologia, dentre outras. (Brasil, 2018b)

O método é minimamente invasivo, capaz de oferecer analgesia na maioria dos casos, e se associa a raros relatos de complicações. Os tratamentos com ozônio são rápidos, eficazes e econômicos, quando comparados aos custos hospitalares de tratamentos extensivos, mesmo consistindo em várias sessões que variam em quantidade e duração e condição da lesão de cada paciente (Schwartz et al., 2011).

5.1.1 Sobre o ozônio

O ozônio (mistura de ozônio e oxigênio), na natureza, apresenta-se como uma molécula triatômica de O_3, em estado gasoso e incolor, com odor característico. É produzido a partir de uma descarga elétrica incidindo em moléculas de oxigênio (O_2), constituindo-se na camada de ozônio da troposfera, possibilitando a proteção da radiação ultravioleta excessiva (Paula; Freire, 2022).

Sua produção pode ser realizada também por meio de um gerador de ozônio (equipamento médico), o qual, a partir de uma descarga elétrica de alta voltagem, promove a quebra da molécula O_2, reorganizando as moléculas e gerando uma mescla gasosa composta por O_2 e O_3. Essa mescla, em seus diversos mecanismos de ação, representa um estímulo que contribui para a melhora de diversas doenças (Paula; Freire, 2022).

O ozônio protege a conservação da vida na Terra, além disso, juntamente ao gás dióxido de carbono, absorve a radiação infravermelha da Terra.

O ozônio fisicamente se dissolve em água pura; em garrafa de vidro bem fechada, fica ativo por alguns dias. Por outro lado, em contato com o oxigênio, assim que é dissolvido em água biológica (solução fisiológica, plasma, linfa, urina), o ozônio reage imediatamente (Bocci, 2006).

O ozônio de aplicação médica é uma mistura de, no máximo, 5% de ozônio e 95% de oxigênio. A dose utilizada no campo da medicina varia entre 1 e 100 mg de ozônio para cada litro de oxigênio, de acordo com a via de administração e a doença; sua meia-vida é de aproximadamente 40 minutos a 20 °C (Hernández; González, 2001).

O uso de ozônio como agente terapêutico deve ser feito com precauções, pois ele pode ser prejudicial aos seres humanos quando usado em doses inadequadas. O principal risco está relacionado ao uso do ozônio na forma de gás, pois ele pode aumentar a inflamação das vias aéreas e deprimir a função pulmonar, bem como as trocas gasosas (Jani et al., 2012).

Segundo Bocci (2006), o ozônio em forma de gás e em doses maiores que as recomendadas:

> pode induzir e exacerbar a asma, disfunção pulmonar e hospitalizações por causas respiratórias. Outros efeitos adversos incluem falta de ar, inativação enzimática, vasculites, má circulação, problemas cardíacos, aumento no risco de acidente vascular encefálico, dano ao tímpano por insuflação ótica, perfuração intestinal por insuflação retal, embolia pulmonar e morte por administração intravenosa. (Bocci, 2006, tradução nossa)

Muitas das alterações nocivas relacionadas à ozonioterapia são decorrentes da falta de antioxidantes naturais do paciente e não estão diretamente relacionadas ao gás, quando em terapêutica controlada por profissionais especialistas. As aplicações médicas desse elemento são consideravelmente recentes e estão baseadas, fundamentalmente, para tirar proveito de sua excelente capacidade oxidante contra as biomoléculas. Ação que gera um estresse controlado a ponto de ativar as respostas antioxidante endógenas (Jani et al., 2012).

5.1.2 Sobre a ozonioterapia

De acordo com a Associação Brasileira de Ozonioterapia (Aboz), a técnica se desenvolve por meio da aplicação de oxigênio e ozônio, por diversas vias de administração, por exemplo: endovenosa, retal, intra-articular, intramuscular, intravesical, entre outras. Mas o tratamento também pode ser feito por meio da ingestão de água ozonizada, ou, ainda, por via cutânea, com o uso de óleo ozonizado na pele (Aboz, 2017).

A ozonioterapia utiliza o ozônio medicinal, originado da mistura de ozônio e oxigênio, obtida por uma descarga elétrica fraca que ocorre por meio de geradores de ozônio medicinais (ozonizantes). O princípio da ação da ozonização para fins médicos é o seguinte:

> o oxigênio entra por dois tubos de alta tensão, conectados em série, que estão sob tensões de potência diferentes, o que forma um campo elétrico. Pela ação deste campo, parte das moléculas de oxigênio é dividido em átomos, que reagem com outras moléculas de oxigênio e formam moléculas de ozônio. Dependendo da tensão aplicada e da velocidade do fluxo de gás, serão alcançadas diferentes concentrações de ozônio. Quanto maior a tensão e menor a velocidade da corrente de oxigênio, maior a concentração de ozônio e vice-versa. (Schwartz et al., 2011, tradução nossa)

Para produzir uma mistura de ozônio e oxigênio para uso terapêutico, é essencial fornecer apenas oxigênio de elevada pureza (medicinal) ao ozonizador. De acordo com Schwartz et al. (2011, p. 12, tradução nossa):

> Não é permitido usar oxigênio de menor pureza e, em particular, ar, devido à presença de uma grande quantidade de nitrogênio que, sob a ação de altas tensões, é transformado em óxido de nitrogênio tóxico.

Nesse sentido, o ozônio produzido na atmosfera não pode ser usado para fins terapêuticos, uma vez que, nela, ele pode se fundir com outros gases presentes no ar, como óxidos de nitrogênio e enxofre, dióxido de carbono, monóxido de carbono, entre outros, havendo, assim, risco de toxicidade (Aboz, 2017).

Segundo Schwartz et al. (2011, p. 12, tradução nossa), entre os distintos requisitos que os ozonizadores médicos devem atender, está "a precaução para evitar que o ozônio escape ao ar circundante, pois atua como irritante no epitélio pulmonar". Os autores ainda reforçam que "os geradores de ozônio têm destrutores, aos quais o excesso de ozônio é conduzido e onde é novamente regenerado em oxigênio" (Schwartz et al., 2011, p. 12, tradução nossa).

Atualmente, estão disponíveis diversos modelos de geradores de ozônio, fabricados por empresas nacionais, no Brasil, e internacionais.

5.2 Contexto histórico

A ozonioterapia, conhecida como a técnica que utiliza o ozônio como agente terapêutico para diversas doenças, é utilizada desde o século XIX. Atualmente, a prática já é aprovada em vários países (Bocci, 2006). A aplicação pioneira do gás ozônio foi realizada durante a Primeira Guerra Mundial, no tratamento de soldados alemães que sofriam com a gangrena gasosa, gerada por infecções anaeróbias por *Clostridium*, bactéria muito sensível ao O_3 (Travagli et al., 2010).

> O uso da terapia com ozônio em larga escala começou na Alemanha, onde foi estabelecida a produção de geradores de ozônios medicinais. [...] Um dos maiores centros de pesquisa de ozônio está localizado em Cuba e seu programa científico presta atenção especial aos problemas da gerontologia. Existem clínicas especializadas de ozonioterapia na Espanha, na Itália,

em Cuba, na Alemanha, nos Estados Unidos, no México, na Rússia e em outros países da Europa Ocidental. (Schwartz et al., 2011, p. 3, tradução nossa)

A ozonioterapia, como vimos, começou a ser utilizada na Alemanha e na União Soviética na Primeira Guerra Mundial, dissipando-se pela Europa, China e América, porém apenas na Rússia, Cuba, Espanha e Itália a técnica é legalizada (Falzoni, 2006).

Segundo Schwartz et al. (2011), foi em meados de 1970, na Rússia, que ocorreram as primeiras apresentações sobre o ozônio no tratamento de queimaduras e também sobre a inalação para pacientes com asma crônica.

No Brasil, o Conselho Federal de Medicina (CFM) permite que o ozônio seja utilizado em pesquisas científicas.

De acordo com o Parecer n. 13, de 9 de julho de 2009, do CFM (Brasil, 2009), "a Ozonioterapia é procedimento experimental submetido às normas da Resolução CNS n. 196/96".

Em 2006, foi fundada no Brasil a Aboz, cujo objetivo era atuar na regulamentação legal do tratamento com ozônio. Em 2017, foi aprovado pelo Senado o Projeto de Lei n. 227, que autoriza a prescrição da ozonioterapia em todo território nacional (Brasil, 2017b). Em 2018, no 1º Congresso Internacional de Práticas Integrativas e Saúde Pública (Intercongrepics), o Ministério da Saúde incluiu, entre outras práticas, a ozonioterapia como uma das Pics do SUS – institucionalizado pela Portaria n. 702, de 21 de março de 2018 (Brasil, 2018b). Um marco para ozonioterapia no Brasil, passou a ser autorizada a aplicação por qualquer profissional da área de saúde. A partir de então, os conselhos de classe buscaram compreender e regulamentar a ozonioterapia no âmbito de atuação de cada profissão. É importante salientar que as Pics utilizam recursos terapêuticos baseados em conhecimentos tradicionais e, somando todas as práticas, estima-se que cerca de 5 milhões de pessoas por ano se beneficiem dessa política (Valadares, 2018).

> A regulamentação das práticas de Ozonioterapia pelos Conselhos das Classe Profissionais de Odontologia, Fisioterapia, Farmácia, Enfermagem, Medicina Veterinária e Biomedicina, cada um no seu âmbito de atuações e com definição específica sobre capacitação, colaboram por modificar de uma vez por todas o cenário das Práticas Integrativas e Complementares no Brasil, trazendo mais possibilidades de tratamento, cuidados com a saúde para toda a população. (Aboz, 2021)

No Brasil, a odontologia já utiliza esse recurso amplamente. Como vimos, em 2018, por meio da Portaria n. 702 do Ministério da Saúde, a ozonioterapia foi regulamentada como prática integrativa para os pacientes do SUS em algumas situações muito específicas e sob caráter experimental e alternativo. Como vantagens, são registradas reduções importantes no tempo de recuperação, maior efetividade e maior adesão do paciente, com menor custo total do tratamento.

5.3 Aplicação prática

A ozonioterapia é uma modalidade de tratamento avaliada como não tóxica. Consiste no uso do ozônio como princípio ativo e pode ser conduzida de várias formas: com o uso de óleo ozonizado, água ozonizada e gás ozônio (Bocci; Zanardi; Travagli, 2011).

O óleo ozonizado, possivelmente por sua ação tóxica sobre proteínas de membranas bacterianas, tem se mostrado eficiente bactericida em feridas infectadas. A água ozonizada age como um meio bactericida efetivo, e o gás ozônio, como indutor de neovascularização e proliferação tecidual (Bocci; Zanardi; Travagli, 2011).

A eficácia da atividade antibacteriana do óleo ozonizado salienta a importância do conhecimento, por parte dos profissionais da saúde, sobre o ozônio no tratamento de feridas, visto que, até o momento, poucas pesquisas contribuem com dados e resultados altamente relevantes sobre o assunto (Bocci; Zanardi; Travagli, 2011).

A Aboz (2017) relata que a ozonioterapia vem sendo utilizada em várias patologias de forma isolada ou complementar, com resultados satisfatórios. De acordo com essa associação, o gás ozônio tem propriedades bactericidas, fungicidas e virostáticas, sendo largamente utilizado para tratamento de feridas infectadas, assim como de doenças causadas por vírus e bactérias, seja na forma de óleo, seja na forma de água, gás e até *bags*[1] (Aboz, 2017).

5.3.1 Tratamento de água potável com ozônio

Mesmo não sendo o único nem o melhor, o cloro é o desinfetante mais usado para tratar e controlar a água destinada ao consumo humano. No entanto, segundo Schwartz et al. (2011), o poder do ozônio na desinfecção da água é cerca de 3 mil vezes maior e mais rápido. Esse fato aponta uma série de vantagens para o tratamento de água potável com ozônio em relação ao tratamento feito com cloro. Evidencia-se alto poder de oxidação e maior qualidade

---

[1] A ozonioterapia por meio de *bags* (sacos) é mais recomendada para uso tópico, quando a ferida se encontra em membros inferiores – nesse caso, o membro é envolto com um saco plástico, e o gás ozônio é liberado dentro desse saco.

da desinfecção, que promove a eliminação de bactérias e outros microrganismos resistentes ao cloro. A capacidade do ozônio na purificação da água foi descoberta no final do século XIX, quando foi constatada maior velocidade da ação oxidante, além de outros diversos benefícios. A Holanda foi o primeiro país a realizar a aplicação prática de água ozonizada em grande escala (Schwartz et al., 2011).

> Com o passar do tempo, as técnicas foram aprimoradas. Hoje em dia é possível contar com aparelhos de ozonização em consultórios odontológicos, clínicas e até mesmo em casa. Aplicar a água ozonizada no dia a dia tem se tornado cada vez mais simples, tal como: higienizar alimentos, regar plantas, fazer bochechos e evitar o mau hálito, eliminar odores dos pés, em cirurgias odontológicas e também no cuidado com animais de estimação. (Schwartz et al., 2011, p. 4, tradução nossa)

Os principais efeitos da ozonização na água potável são:

Desinfecção bacteriana e inativação viral
Estão relacionadas à concentração de ozônio na água e ao tempo de contato com os micro-organismos. As bactérias são destruídas mais rapidamente. [...]

Oxidação de elementos inorgânicos
É o caso do ferro, do manganês e de vários compostos arsênicos, a oxidação ocorre muito rapidamente, deixando compostos insolúveis que podem ser facilmente removidos por um filtro de carvão ativado. Os íons de enxofre são oxidados em íons sulfato, que são inofensivos.

Oxidação de elementos orgânicos [como detergentes, pesticidas, herbicidas, fenóis ou aromas e odores causados por impurezas]
O ozônio é um agente poderoso para o tratamento de materiais orgânicos. [...] leva cerca de minutos ou até segundos para promover a destruição dos compostos que contaminam a água.

Eliminação da turbidez
[...] ocorre através de uma combinação de oxidação química e neutralização de cargas. As partículas coloidais que causam a turbidez são mantidas em suspensão por partículas carregadas negativamente que são neutralizadas pelo ozônio. [...]

Eliminação de odores, cores e sabores
A oxidação da matéria orgânica e de outros elementos produz a supressão de aromas estranhos e odores que a água pode conter, melhorando a qualidade e a aparência tornando-a mais adequada para o consumo. (Schwartz et al., 2011, p. 25-26 tradução nossa)

O ozônio é aproximadamente dez vezes mais solúvel em água quando comparado ao oxigênio (Aboz, 2017). Dissolvido em água destilada, tem meia-vida de 9 a 10 horas – pH (potencial hidrogeniônico) 7 a 20 °C. Se mantido a 0 °C, esse valor é duplicado – o que torna mais fácil a manipulação da água em relação a gás ou óleos, além de permitir armazenamento para posterior utilização e absorção total do gás produzido, reduzindo riscos à saúde (Schwartz et al., 2011).

5.3.2 Óleos vegetais ozonizados

Os óleos vegetais são um meio eficaz no campo da terapia com ozônio. Os mais utilizados são o óleo de girassol e azeite. O processo consiste em submeter o óleo à oxidação controlada, de modo que reaja com o ozônio em condições preestabelecidas. Os ingredientes ativos resultantes são hidroperóxidos e outros produtos de peroxidação lipídica que têm propriedades germicidas não específicas e ainda atuam nos processos de cura e regeneração de tecidos. Por todas essas razões, os óleos vegetais são bastante úteis no tratamento de infecções locais, úlceras, fístulas e outros processos sépticos (Schwartz et al., 2011).

Os óleos vegetais ozonizados proporcionam uma ação prolongada de pequenas doses de ozônio e peróxidos nos tecidos e são basicamente utilizados por suas propriedades desinfetantes. Além de sua ação bactericida, eles também aceleram processos de cicatrização de feridas e têm uma ação antibiótica significativa. Podem ser usados com sucesso para o tratamento de queimaduras e infecções da pele (Schwartz et al., 2011).

Alguns exemplos de condições em que a aplicação de óleos ozonizados fornece bons resultados são: acne, cicatrizes e feridas pós-cirúrgicas, úlceras gástricas, giardíase, gengivostomatite, infecções vulvovaginais, queimaduras cutâneas, herpes labial e genital, atenuação de rugas, dermatite e manchas cutâneas, celulite e pele deteriorada, hiperestesia dental (Schwartz et al., 2011).

5.3.3 Indicações, recomendações de uso e contraindicações

A literatura já relatou diversas doenças que podem ser tratadas com a ozonioterapia, de maneira tanto isolada quanto associada a outros métodos terapêuticos. Segundo a Aboz (2017), o tratamento com ozônio medicinal apresenta, entre outros, efeitos bactericidas, fungicidas e virucidas, sendo indicado para o tratamento de diversas doenças.

De aplicação simples, desde que feita por um profissional de saúde qualificado, a ozonioterapia também traz baixo custo para os consultórios, em razão do valor acessível dos equipamentos e insumos. No *site* oficial da Aboz (2023), estão listadas as patologias que podem ser tratadas com a ozonioterapia, a seguir transcritas:

- Vários tipos de câncer, ajudando a combater tumores e reduzindo os efeitos colaterais da Radioterapia e da Quimioterapia.
- Diversos problemas circulatórios.
- Doenças virais, como hepatite e herpes.
- Feridas de origem vascular, arterial ou venosas, úlceras diabéticas e por insuficiência arterial.
- Queimaduras de diversos tipos.
- Hérnias de disco, protrusão discal e dores lombares.
- Dores articulares decorrentes de inflamações crônicas.
- Colites e outras inflamações intestinais crônicas.
- Condições e doenças de idosos.
- Imunoativação geral.

Os métodos de administração de ozônio podem ser por injeção subcutânea (SC) ou intramuscular (IM); intradiscal; intracavitária (espaços peritoneal e pleural); intravaginal, intrauretral e vesical e auto-hemoterapia ozonizada ou auto-hemotransfusão, quando o sangue do paciente é retirado, misturado ao ozônio e depois reintroduzido no organismo. Há ainda a opção de aplicação externa, em que o gás é vaporizado diretamente na pele ou por meio de óleos ozonizados aplicados por massagem. (Schwartz et al., 2011)

Bocci (2006) afirma que o ozônio não deve ser inalado de modo algum, pois pode provocar efeitos indesejáveis. Reforça ainda a atenção especial aos seguintes casos:

a. mulheres com início de gravidez, para exclusão de qualquer risco de mutação, mesmo sendo improvável;
b. pacientes que fazem tratamento com inibidores da ECA [enzima conversora de angiotensina];
c. pacientes com deficiência de glicose-6-fosfato desidrogene (G6PD), pessoas que tem essa deficiência geralmente possuem também uma patologia hemolítica denominada de favismo;
d. em situações anormais como hipertireoidismo, trombocitopenia grave e instabilidade cardiovascular, é necessário inicialmente a estabilização clínica dessas situações para que sejam realizadas as aplicações. (Bocci, 2006, tradução nossa)

O ozônio pode causar risco de embolia se for injetado diretamente pela via intravenosa; além de sensação de queimadura nos olhos, dificuldade em respirar e efeitos como rinite, náuseas, vômitos, problemas cardíacos, problemas no trato respiratório e irritação (Elvis; Ekta, 2011). Contudo, estudos ao redor de todo o mundo comprovam a baixa existência de efeitos colaterais e adversos da ozonioterapia. Isso porque a administração é segura e eficaz quando os protocolos sobre seu uso são seguidos, sempre conforme a condição clínica do paciente e quando a dose para cada situação é respeitada.

Embora a terapia com ozônio seja considerada positiva na indicação de determinadas afecções, deve ser usada com cautela:

> pois cada paciente possui uma individualidade que deve ser avaliada ou observada para que a terapia possa ser administrada com segurança. É importante saber que doses excessivas de ozônio podem causar danos aos pacientes e doses baixas podem ser ineficientes, por isso, é recomendável que somente um profissional capacitado poderá indicar a dosagem e via de aplicação correta. Como o ozônio é um gás altamente instável e logo se recompõe a oxigênio, o gás deve ser gerado no local do uso, com equipamentos específicos, que produzem a mistura oxigênio-ozônio em concentrações específicas e precisas. (Schwartz et al., 2011, p. 73, tradução nossa)

Para saber mais

Consulte o artigo indicado a seguir para saber mais sobre a descolonização dos saberes e práticas:

GUIMARÃES, M. B. et al. As práticas integrativas e complementares no campo da saúde: para uma descolonização dos saberes e práticas. **Saúde e Sociedade**, São Paulo, v. 29, n. 1, 2009. Disponível em: <https://www.scielo.br/j/sausoc/a/B4xk3VVgGdNcGdXdH3r4n6C/?lang=pt>. Acesso em: 12 dez. 2022.

Síntese

Apresentamos, neste capítulo, uma visão global e contextualizada sobre a ozonioterapia nos dias atuais. Uma das principais afirmações é que, quando realizado por profissionais qualificados, o tratamento pode ser considerado um dos mais seguros e eficientes do mundo.

De modo geral, é possível afirmar que, com relação a efeitos colaterais e/ou reações à terapia, alguns poucos e discretos efeitos foram relatados em avaliações feitas em diversos países. Em todos os casos citados, verificou-se que fatores externos influenciaram a situação dos pacientes.

Os resultados são comprovados, consistentes e com mínimos efeitos colaterais. No entanto, para garantir essa máxima, é fundamental que o médico interessado na utilização dessa prática tenha amplo conhecimento teórico – e prático – sobre as aplicações em diferentes patologias, bem como faça cumprir todos os protocolos reconhecidos e recomendados.

O acesso à informação sobre a ozonioterapia está bastante difundido. Seja como tratamento central, seja como terapia secundária, sobram estudos sobre a eficiência e as possibilidades de aplicação da técnica. E suas contribuições vem crescendo progressivamente, pois, além do tratamento de patologias, o ozônio medicinal também é usado na desinfecção de salas cirúrgicas e higienização de ambientes médicos/hospitalares.

Questões para revisão

1. O que é a ozonioterapia? Quais suas propriedades ou efeitos?

2. Quais são as patologias que podem ser tratadas com a ozonioterapia?

3. Os métodos de administração de ozônio podem ser:
   a) injeção subcutânea ou intramuscular; intradiscal; intracavitária (espaços peritoneal e pleural).
   b) inalação, vaporização direta na pele, intravaginal, intrauretral.
   c) vesical; auto-hemoterapia ozonizada; inalação.
   d) intradiscal; inalação, óleos ozonizados via massagem.
   e) Todas as alternativas anteriores estão corretas.

4. Em quais situações a ozonioterapia **não** é recomendada para o paciente?
   a) Apenas em casos de hipertireoidismo.
   b) Gestantes (primeiro trimestre); pacientes que fazem tratamento com inibidores ECA; pacientes com deficiência de glicose-6-fosfato desidrogense (G6PD).
   c) Trombocitopenia grave estabilizada; instabilidade cardiovascular estabilizada.
   d) Pacientes com diabetes e insuficiência renal.
   e) Nenhuma das alternativas anteriores está correta.

5. Como os óleos vegetais ozonizados agem em feridas e queimaduras?
   a) Atuando como antissépticos.
   b) Os óleos vegetais ozonizados não podem ser aplicados em feridas e queimaduras
   c) Agem para aliviar a dor.
   d) Além das propriedades bactericida e antibiótica, também aceleram processos de cicatrização.
   e) Nenhuma das alternativas anteriores está correta.

Questões para reflexão

1. Qual a importância das Pics no tratamento de doenças invasivas?

2. A aplicação simples da ozonioterapia não elimina a necessidade de um profissional de saúde qualificado. Nesse contexto, qual a relevância dos cursos de qualificação nessa área?

3. Como o profissional pode assegurar-se quanto à aplicação da dose certa de ozônio em cada paciente?

Capítulo 6
Naturopatia

Cristiano Alexandre de Andrade Neiva de Lima

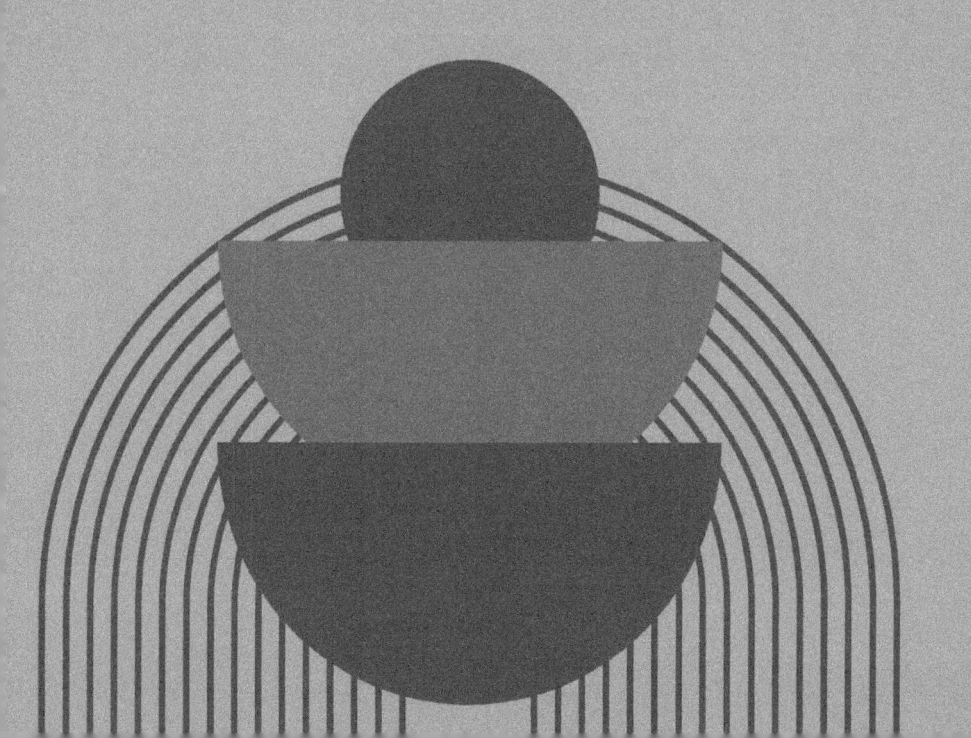

Conteúdos do capítulo:

- Conceitos e bases da naturopatia.
- História do desenvolvimento da naturopatia.
- Teorias de doenças e desintoxicação.
- Principais terapias integrativas: iridologia, geoterapia, hidroterapia, fitoterapia, trofoterapia, terapias orientais.

Após o estudo deste capítulo, você será capaz de:

1. compreender o raciocínio da naturopatia para desenvolver a gestão das diversas terapias integrativas e seus objetivos, a fim de proporcionar melhor resultado na saúde do enfermo;
2. avaliar graus de intoxicação para aplicar os jejuns depurativos e outras terapias integrativas coadjuvantes mais adequados que auxiliam na desintoxicação orgânica;
3. aplicar noções de iridologia, geoterapia, hidroterapia, fitoterapia, trofoterapia e terapias orientais.

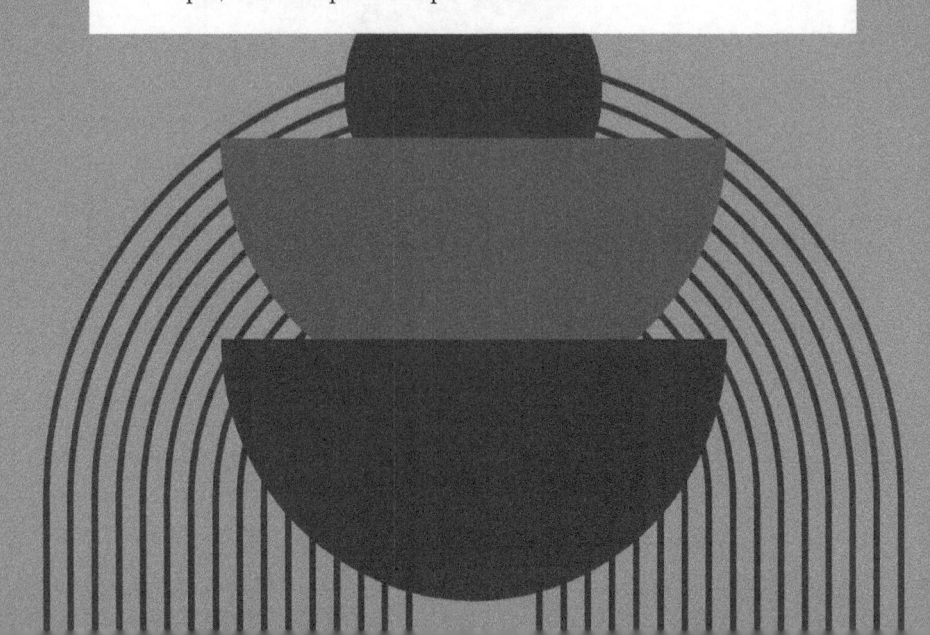

A naturopatia é uma filosofia de vida que envolve conceitos do vitalismo e do holismo como estilo de vida e para atuar nos desequilíbrios físicos e mentais. Utilizando principalmente materiais naturais, como plantas, argila, água e alimentação, e técnicas corporais que auxiliam o corpo a restabelecer a saúde, estimula a liberação das toxinas por meio dos humores corporais, o que acelera o processo de recuperação. Ao longo do capítulo, abordaremos os principais conceitos que deram origem aos fundamentos e ao raciocínio a ser seguido para atuar com terapias e o desenvolvimento dos tratamentos complementares.

6.1 Introdução ao conceito de naturopatia

O intuito deste capítulo é apresentar o pensamento da naturopatia, pois as Práticas Integrativas e Complementares em Saúde (Pics) estão cada vez mais sendo pesquisadas e englobadas por essa escola que vem se organizando e sistematizando seus conceitos e suas técnicas para a promoção da saúde.

Recentemente, a naturopatia foi incluída na Política Nacional de Práticas Integrativas e Complementares (PNPIC), por meio da Portaria n. 849, de 27 de março de 2017 (Brasil, 2017a), tornando essa escola reconhecida como contribuinte para o bem-estar e a saúde humana de modo holístico e sustentável.

Há alguns séculos, a prática da naturopatia vem se desenvolvendo e se organizando para contribuir com a mudança do paradigma na prevenção e no tratamento de doenças humanas. Trazida das medicinas tradicionais orientais milenares, como a chinesa, a indiana, a árabe, e, posteriormente, da homeopatia, crê-se na capacidade inata de cura do indivíduo gerada por uma força orgânica, um pulso, que nessa ciência chamamos de *energia vital* – a qual, inclusive, é citada nas teorias de Hipócrates. As terapias complementares orientais citadas utilizam esse conceito, com outras denominações, como *Qi, Prana, Orgone*. O conceito de holismo também é muito utilizado na naturopatia para auxiliar no restabelecimento da harmonia orgânica, físico-mental-espiritual, procurando perceber o indivíduo integralmente, rompendo a especialidade, incluindo o meio em que o indivíduo está situado, seus hábitos, sua cultura, onde vive e suas interrelações (*Tolle totum* – trate a pessoa por inteiro).

Podem existir algumas variações de organização e fundamentos entre escolas de naturopatia, como a clássica europeia e a americana. No Brasil, a naturopatia inclui, de modo geral, fundamentos, princípios e técnicas naturais comuns, como banhos de sol (radiação), dietas de desintoxicação, reeducação alimentar e suplementos (trofoterapia), plantas medicinais (fitoterapia), argilas (geoterapia), banhos com diferentes temperaturas e formas, compressas e saunas (hidroterapia), exercícios físicos, alongamentos, *yoga*, massagens, quiropraxia (cinesioterapia) e terapias que auxiliam no reequilíbrio mental, como psiconeurolinguística, visualização programada e arteterapia. As terapias naturais aceitam também todas as terapias que estimulam a vitalidade, como acupuntura e moxabustão, *ayurveda*, terapia floral, homeopatia e antroposofia (WNF, 2017).

6.2 Conceitos básicos

Alguns conceitos básicos de saúde naturopáticos se assemelham muito aos conceitos de profilaxia da medicina convencional, como reeducação alimentar, exercícios físicos e hábitos de vida.

Embora pareça ser de senso comum, cabe uma pequena reflexão sobre qualidade de vida e o que se considera ser energia vital ou vitalismo.

Veremos, no decorrer deste capítulo, a inclusão de termos escritos em latim ao final de algumas frases. Essas palavras representam um conjunto de conceitos que a escola de naturopatia utiliza para expressar um fundamento ou princípio, os quais serão explanados nos parágrafos que estão relacionados. Alguns termos utilizados para princípios comuns são os seguintes: *Tolle totum* (trate a pessoa por inteiro); *Primum non nocere* (não prejudique); *Vis medicatrix naturae* (poder de cura da natureza); *Tolle causam* (trate a raiz da doença e a pessoa); *Docere* (instruir para prevenir doenças e promover a saúde (WNF, 2017).

O conceito do vitalismo desencadeia muitas reflexões, como a pessoa ter uma vida com hábitos saudáveis para se ter vitalidade e saúde, tais como hábitos de dormir e acordar cedo, melhorar a nutrição do corpo, eliminar vícios como tabagismo e alcoolismo e praticar esportes, mas também pode estar relacionado com a pessoa viver de bem com a sua natureza e em integração com a natureza ao redor, sentir bem-estar com a essência vital, com sua vida e com a sociedade em que está inserida. Desse modo, também estão relacionados como medidas preventivas um ambiente com saneamento básico, água tratada e adequada para consumo e higiene pessoal, que colaboram com a prevenção de contaminações do corpo por micro-organismos agressivos e substâncias tóxicas. Embora muito bem instituída em grandes centros, a investigação desses recursos se faz necessária, pois mudanças simples, como lavagem das mãos e cozimento do alimento, assim como o hábito de ferver a água e uma rede de esgoto adequada, são fatores profiláticos essenciais.

A essência vital traz a influência dos aspectos dos pais (hereditariedade) e durante a gestação (congênito), permeia os aspectos estruturais, funcionais e psicológicos, gerando uma constituição forte ou fraca, ou seja, a genética e como ela se desenvolve diante dos fatores externos. Em outro aspecto, também pode ser compreendida como a consciência que dirige nossas escolhas e nos dá o poder de recuperação e regeneração, o nosso *anima*. A capacidade do corpo em se curar (*Vis medicatrix naturae*) é a resposta orgânica a uma influência externa, com sinais e sintomas, físicos e mentais/emocionais – por exemplo, a cicatrização de uma ferida, vômitos e diarreia em uma intoxicação alimentar, a febre em um estado de infecção por micro-organismos ou a depressão causada por um luto. Uma resposta forte geralmente transmite uma ideia de força vital mais robusta, ao passo que uma reação amena diante de uma intoxicação sugere uma força vital reduzida, em que a recuperação pode ser mais lenta. Porém, a reação orgânica está muito relacionada ao fator agressor. Nesse conceito, podemos compará-lo ao que hoje conhecemos como *sistema imunológico e genético*.

Diante da complexidade do ser humano e sua multidimensionalidade, é raro encontrarmos indivíduos com apontamentos simples para recuperação da saúde. Contudo, muitas vezes se faz necessário intervir em assuntos de base para começar a promover a recuperação. Por exemplo, ao indivíduo com dor nas costas, em razão da má postura no ambiente de trabalho e do sedentarismo, sugere-se veementemente a mudança no estilo de vida, como praticar exercícios como caminhada e musculação para fortalecer os músculos, melhorar a postura e utilizar móveis que ajudem na ergonomia. Desse modo, as terapias utilizadas serão muito efetivas, com probabilidade de recuperação mais rápida e com ganhos no estilo de vida.

Um dos fundamentos mais difíceis é quando devemos mudar o estilo de vida para auxiliar no processo de recuperação da saúde. Aqui entra o terapeuta e o paciente, ou, como alguns naturopatas denominam, *interagente* – o indivíduo que interage com o terapeuta e as terapias. Verifica-se os hábitos de vida do interagente, tais como dieta, sono, estados fisiológicos – como funcionamento dos intestinos e dos rins –, prática de exercícios, se vive ou trabalha em um meio saudável, vícios de qualquer origem, predisposições genéticas e, após a análise, são pontuadas e sugeridas mudanças no estilo de vida (*Tolle causam*), com todo acompanhamento e apoio necessários. Para tal, aquele que busca a cura natural deve se comprometer com as mudanças sugeridas, bem como seguir as técnicas recomendadas. O naturopata tem como um de seus fundamentos ensinar seus pacientes (*Docere*), principalmente preventivamente, apontando e sugerindo alternativas para melhoria na qualidade de vida e da saúde. Em um mundo em que queremos medidas efetivas e rápidas, muitas vezes não caberá àquele que pretende buscar qualidade de vida não ter persistência e resiliência.

Outro princípio da naturopatia muito utilizado é tratar o indivíduo causando o menor dano possível (*Primum non nocere*), ou seja, amparar o corpo, reduzindo efeitos nocivos da doença, porém sem suprimi-los completamente. Para tal, utilizam-se ferramentas que tenham menos efeitos colaterais, tais como as terapias naturopáticas (geoterapia, hidroterapia, trofoterapia, massagens), que regulam os sintomas e estimulam a vitalidade do corpo para a homeostasia. No entanto, de acordo com o grau de intoxicação orgânica, pondera-se sobre riscos e benefícios, como em doenças em que o corpo perdeu sua capacidade de se autorregular, como o câncer e doenças degenerativas graves, em que são aplicadas técnicas que dão o suporte momentâneo das funções suprimidas pelas doenças, sendo necessária a utilização de tratamentos convencionais, como o uso de fármacos e cirurgias. Utilizar as técnicas naturopáticas como complemento às terapias mais agressivas, auxiliando a desintoxição orgânica e mental, é um ganho que qualquer pessoa necessitada de saúde deveria realizar. O naturopata estuda as várias técnicas terapêuticas e os graus de intoxicação do corpo para tomar sua melhor decisão.

Para realizar um diagnóstico na naturopatia, são necessários um diagnóstico médico e exames laboratoriais, utilizando todo o conhecimento que existe a respeito de determinada doença e tratamentos existentes para fundamentar as práticas que serão utilizadas. A naturopatia também faz uso de técnicas de diagnósticos diferenciais que auxiliam a direção na escolha das técnicas que serão utilizadas, como a iridologia, que é o estudo de sinais na íris.

A iridologia estuda o desenvolvimento dos folhetos embrionários e como se refletem na íris dos olhos, sinalizando níveis de intoxicação e disfunções do organismo. Alguns sinais comuns são as lacunas, que sugerem, por exemplo, distúrbios agudos ou reagudização de uma enfermidade, e as criptas, que sugerem intoxicação mais intensa, gerando disfunções nos sistemas orgânicos. Alguns sinais também podem indicar distúrbios herdados e psíquicos. Essa técnica, que começou com o húngaro Ignaz de Peczely no final do século XIX, junto ao ressurgimento da naturopatia, desenvolveu-se em várias vertentes, como os estudos e mapas mais modernos, a exemplo dos de Bernard Jensen, Gilbert Jausas e Denny Johnson.

A iridologia é uma terapia que deve ser estudada a fundo e muito praticada para ser utilizada na prática. É um instrumento que direciona tratamentos, mas é necessário ponderar, conforme os sinais e sintomas, a capacidade orgânica de resposta aos estímulos direcionados. Junto à iridologia, é muito utilizada a fitoterapia para contribuir na desintoxicação dos sistemas e, dessa forma, acompanhar a mudança da íris durante os tratamentos.

Figura 6.1 – Mapa iridológico

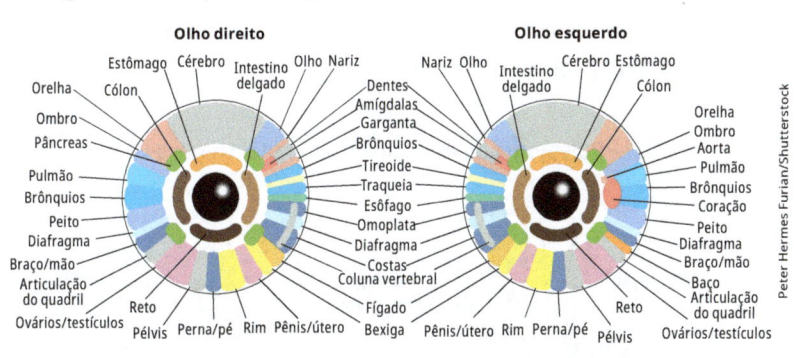

Existem ainda outras técnicas para auxiliar na avaliação do interagente, como a pulsologia (estudo da pulsação dos vasos sanguíneos, principalmente a artéria radial) e a semiologia da língua (estudo de sinais e morfologia encontrados na língua), técnicas milenares da medicina oriental para averiguar o estado geral do corpo. Como exemplo, pulso cheio e rápido e língua vermelha com cobertura amarela e seca sugerem excesso de calor orgânico, o que pode trazer predisposições a inflamações e ansiedade; ou pulso cheio e lento e língua inchada, pálida e com uma cobertura espessa branca sugerem excesso de frio, que gera predisposição a estases de fluidos orgânicos, como hipofunção dos sistemas, retenção de líquidos, varizes e cistos. O naturopata não deve levar em consideração apenas um tipo de informação, mas sim reunir informações para atuar de forma a ser o mais coerente possível. As técnicas que o naturopata utiliza estão associadas com o currículo de terapias e técnicas de avaliação que sua escola fornecerá. Algumas escolas utilizam as medicinas tradicionais orientais para auxiliar nas suas avaliações de sinais e sintomas, enquanto outras preferem a iridologia. Para desenvolver esse método de pulsologia e semiologia da língua, é necessário estudar e praticar os fundamentos da medicina tradicional chinesa para se alcançar a sensibilidade adequada. Nas figuras a seguir, podemos observar a representação de duas técnicas de avaliação das medicinas orientais:

Figura 6.2 – Pulsologia da medicina tradicional chinesa

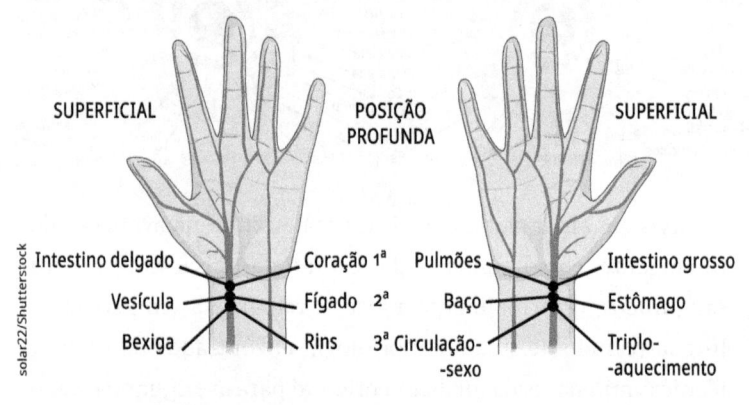

SUPERFICIAL | POSIÇÃO PROFUNDA | SUPERFICIAL

Intestino delgado — Coração 1ª — Pulmões — Intestino grosso
Vesícula — Fígado 2ª — Baço — Estômago
Bexiga — Rins 3ª Circulação-sexo — Triplo-aquecimento

Fonte: Mann, 1994, p. 100.

Figura 6.3 – Semiologia da língua da medicina tradicional chinesa

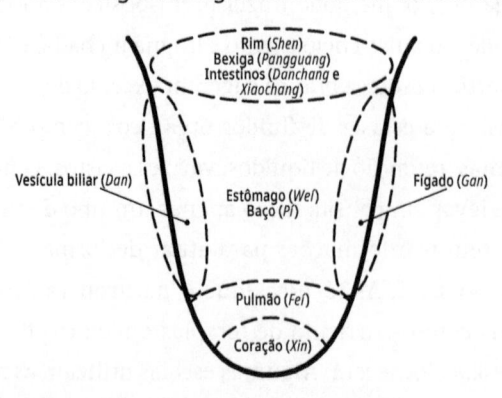

Rim (*Shen*)
Bexiga (*Pangguang*)
Intestinos (*Danchang* e *Xiaochang*)
Vesícula biliar (*Dan*)
Fígado (*Gan*)
Estômago (*Wei*)
Baço (*Pi*)
Pulmão (*Fei*)
Coração (*Xin*)

Fonte: Maciocia, 1996, p. 191.

Entre as principais teorias utilizadas como guias de tratamento, citamos algumas entre aquelas que já são consideradas universais no campo da naturopatia: a teoria de toxemia, a teoria emunctorica e a teoria humoral.

6.2.1 Teoria da toxemia

O corpo apresenta uma capacidade natural de querer metabolizar e excretar substâncias que lhe sejam tóxicas, como as reações do fígado com milhares de reações enzimáticas metabolizando alimentos e drogas para torná-los inócuos e excretados pelos rins e intestinos. Quando a carga de toxinas, em virtude de causas tanto físico-químicas quanto mentais, está além do limite da constituição do corpo de eliminá-la, essas toxinas geram as toxemias. Assim, a teoria da toxemia diz que o corpo, ao não conseguir eliminar naturalmente as toxinas ingeridas ou acumuladas, reagirá, gerando vários sinais e sintomas ou doenças em tecidos ou sistemas. Inclusive, existem especializações modernas voltadas para o estudo das reações provocadas pelas toxinas do corpo, como a homotoxicologia ou medicina biorreguladora.

As toxinas podem ser externas, como poeira, gases (dióxido de carbono), radiações (por exemplo, raio X e de usinas), vírus e bactérias, medicamentos que cortam efeitos de desintoxicação orgânica (como os anti-inflamatórios), alimentos contaminados ou com conservantes prejudiciais ao corpo, como os nitratos presentes nos embutidos e nas carnes, metais pesados, como mercúrio e chumbo, alguns corantes e conservantes, como o corante amarelo tartrazina, considerado um dos mais alérgenos. As toxinas internas são as geradas pelas células em detrimento de suas reações para alcançar a sua homeostase (saúde), reações inflamatórias, reações imunológicas ou autorregulatórias do sistema nervoso ou endócrinas (Balbach; Boarim, 1993).

Os estágios de intoxicação são classificados em algumas fases. A primeira fase vem com a alteração da energia vital, em que o corpo não elimina com facilidade as toxinas geradas pelas influências externas e internas, gerando toxemia, a qual pode se acumular entre as células e gerar reações primárias, como na excreção, em que o corpo tenta eliminar as toxinas por vias comuns, como diurese (urina), diarreia ou disenteria com muco, sudorese (suor), êmese (vômito), secreções biliares, secreções nasais, secreções vaginais. Nas ciências naturopáticas, não são cortados totalmente os efeitos dessas reações, sendo preferível dar suporte, como hidratação abundante, reposição de eletrólitos, sucos e chás que auxiliem na recuperação da microbiota e ativem a imunidade (Vila y Campanya, 2000).

Na segunda fase, se o corpo não consegue expelir as toxinas, surgem as inflamações (-*ites*) em qualquer parte do corpo. Esse processo de inflamação, muitas vezes acompanhado de febres, é visto como processo de regeneração orgânica. Nessa fase, podem ser utilizadas as terapias que auxiliam o corpo nesse processo, como a geoterapia, a hidroterapia, a homeopatia e a osteopatia. Caso o corpo não recupere sua autorregulação ou se houver o rompimento do processo anterior, o corpo vai para a fase da deposição e gera as doenças inflamatórias crônicas, como artroses, úlceras de estômago, intestinos, pele, hiper ou hipotrofias de tecidos e glândulas, cistos. Nessa fase, o naturopata atua com as terapias mencionadas, introduz fitoterapia, dietas e bebidas com maior potência de desintoxicação, técnicas que auxiliem na autorregulação. Nas diversas etapas, o naturopata também estimula o corpo em seus sistemas de depuração, com chás depurativos para o fígado, estimulantes da diurese, sudorese e evacuação, argila e carvão ativado, por exemplo.

Nas fases anteriores, as terapias naturais apresentam resultados com maior facilidade; a partir daí, o corpo começa um processo de sobrevivência que afeta todos os seus sistemas, seguindo etapas mais difíceis de recuperar a homeostase orgânica, como as fases de impregnação, degeneração e, por fim, a desdiferenciação (os vários tipos de câncer, por exemplo). Nessa última etapa, o corpo perde suas funções e a capacidade de desintoxicação e autorregulação, sendo necessário o apoio de terapias que realizem essas funções, utiliza-se fármacos, fitoterápicos, cirurgias, tratamentos mais severos, em que se pesa o risco/benefício. Contudo, as técnicas naturais darão suporte nessas fases, reduzindo efeitos colaterais dos tratamentos e da própria degeneração orgânica, bem como auxiliando no estímulo da energia vital. Não podemos também dizer que essas técnicas não possam reverter casos graves de últimos estágios, pois grandes naturopatas, como Adolf Just, Felke e Dextreit, tiveram grandes resultados, mas o indivíduo terá de se submeter a um internamento com profissionais experientes e a processos de desintoxicação mais intensos, como acontece, por exemplo, na Clínica Oásis Paranaense, hospital naturista localizado em Almirante Tamandaré, no Estado do Paraná (WNF, 2017; Fleming; Gutknecht, 2010; Litchy, 2011).

6.2.2 Teoria emunctórica

A teoria emunctórica fala da importância da eliminação das toxinas pelas vias comuns excretoras, como fezes, urina, menstruação, sudorese, respiração (dióxido de carbono), bem como as secreções nasais, oculares, de ouvido, saliva e erupções cutâneas. Uma das primeiras coisas que o naturopata avaliará é se essas vias estão funcionando corretamente, caso contrário, as primeiras intervenções serão sobre essas funções, como melhorar a dieta e a hidratação, indicar exercícios respiratórios, aplicar lavagens intestinais, sauna, drenagem linfática, água de argila, banho vital, fitoterápicos e sucos que estimulem a diurese, a evacuação e a depuração orgânica (WNF, 2017; Fleming; Gutknecht, 2010; Litchy, 2011).

6.2.3 Teoria humoral

Essa teoria iniciou com o filósofo grego Empédocles (495-435 a.C.), que desenvolveu a teoria que tudo era feito de quatro elementos da natureza – terra, água, fogo e ar; posteriormente, foi incluído o quinto elemento, "pneuma" (éter – correlacionado à alma, força vital), pelo filósofo Galeno (130-200 d.C.) (WNF, 2017). Os cinco elementos também eram utilizados na medicina e deram origem à ideia de que cada elemento estava ligado a um humor (líquido orgânico), o qual se relacionava com sistemas e temperamentos da personalidade, bem como sofreria interferência do clima e das estações do ano. Essa teoria se assemelha também à teoria das medicinas tradicionais orientais, que também tratam da relação de cinco elementos com os tecidos, os órgãos e as emoções, assim como com os ciclos da natureza.

    A coletânea grega clássica *Corpus Hipocraticum*, cujo principal filósofo é o médico Hipócrates, contém obras como: *A natureza do homem, Águas, ares e lugares* e *O juramento de Hipócrates* (que até hoje representa o código de ética médico). Essas obras relacionam o equilíbrio dos humores com temperamentos (sanguíneo, colérico, fleumático e melancólico) e as influências do clima. Também sistematizaram o diagnóstico e os tratamentos com base nessa teoria, como órgãos e tecidos mais sucessíveis de cada constituição, bem como o tratamento com alimentos e ervas conforme o humor ou a ação desejada (Rodrigues, 2020).

Nas teorias naturistas da medicina oriental, encontramos a teoria dos cinco elementos ou movimentos, presente desde o livro *Princípios de medicina interna do Imperador Amarelo*, há mais 3 mil anos. Nos primeiros capítulos, o livro cita os fluidos orgânicos, relacionando-os a órgãos internos, tecidos, substâncias, órgãos dos sentidos, psique, ou seja, todos os sistemas estão interconectados e um pode influenciar o outro. Fatores externos climáticos, intoxicações, traumas físicos e/ou emocionais entram por esses elementos e na cadeia de seus movimentos. Essas influências internas e externas se refletem no sistema nervoso, sinalizando os desequilíbrios no pulso, no aspecto da língua e da pele, nas temperaturas do corpo e outros sinais e sintomas conforme as desarmonias que estão mais evidentes (Maciocia, 1996). No quadro a seguir, apresentamos uma tabela simplificada muito comum na prática da medicina oriental para visualizar a inter-relação entre os sistemas do corpo. Essa teoria menciona que os elementos se geram e se controlam mutuamente, tentando obter o equilíbrio entre excessos e deficiências. A "madeira" gera o "fogo", o "fogo" gera a "terra", a qual gera o "metal", que, por sua vez, gera a "água". O naturopata, ao estudar a fisiologia moderna dos sistemas do organismo, pode identificar essa relação por meio de enzimas e hormônios que influenciam o corpo.

Quadro 6.1 – Quadro dos cinco movimentos da medicina tradicional chinesa

Elemento	Madeira	Fogo	Terra	Metal	Água
Órgãos de Yin	Fígado	Coração	Baço e pâncreas	Pulmões	Rins
Órgãos de Yang	Vesícula biliar	Intestino delgado	Estômago	Intestino grosso	Bexiga
Sentidos	Olhos	Língua	Boca	Nariz	Ouvidos

(continua)

(Quadro 6.1 – conclusão)

Elemento	Madeira	Fogo	Terra	Metal	Água
Nutrição de	Tendões	Vasos sanguíneos	Músculos	Pele	Ossos
Emissão de líquidos	Lágrimas	Suor	Saliva	Muco	Urina
Sons	Grito	Riso	Canto	Choro	Gemido
Perigosos tipos de tempo	Vento	Calor	Umidade	Seca	Frio

Fonte: Mann, 1994, p. 130.

Apesar do quadro ser relativamente simples, ele busca sistematizar desequilíbrios mais comuns no corpo humano conforme a visão naturista oriental. Ao estudar profundamente esses fundamentos, pode-se identificar várias síndromes e padrões de enfermidades de acordo com o sistema do organismo afetado e indicar possíveis causas, tratamentos e prognósticos. Seguindo essa tabela, por exemplo, é possível dizer que o fator umidade interfere nas atividades do estômago, do baço e do pâncreas, podendo manifestar-se na boca, com sinais (feridas, secura), aumento ou diminuição da saliva –, e influencia nas atividades dos músculos, podendo penetrar-se facilmente neles e no meio interno, o que pode também influenciar todos os outros sistemas. Nesse caso, temos edemas, fraqueza, má digestão, dores de cabeça frontais, obesidade, entre outros, os quais recebem os nomes relacionados ao fator preponderante.

6.3 Desenvolvimento da naturopatia e suas técnicas terapêuticas

As técnicas terapêuticas naturistas vêm ressurgindo desde o século XVII, como a restruturação da hidroterapia pela família

Hahn, seguida, posteriormente, no século XIX, na Europa, por Vincenz Priessnitz, Sebastian Kneipp, Emanuel Felke e Benedict Lust. Nessa época, o centro dessa terapia estava na Alemanha, presente na universidade de Medicina alemã e no Hospital Charité, com grandes pesquisadores como Robert Koch e Paul Ehrlich. A hidroterapia visava ativar a circulação do sangue e da linfa, bem como estimular a energia vital. Além dessas terapias, Sebastian Kneipp, Louis Kuhne, Adolf Just e Arnold Ehret foram grandes pesquisadores e promotores da nutrição como meio de cura, tanto na reeducação alimentar quanto em dietas e sucos para auxiliar na desintoxicação e na regeneração orgânica, chamadas hoje de *trofoterapia* (Hauser, 2018).

A geoterapia é uma técnica que utiliza a argila para auxiliar na recuperação interna de intoxicações, na suplementação nutricional e, externamente, como anti-inflamatória e regeneradora. Entre os naturopatas que se sobressaíram com essa técnica, temos Adolf Just, considerado o pai da geoterapia. Em seu livro *Return to nature* (1903), Just descreveu como utilizava compressas e bandagens de argilas para tratamento de diversas desordens, incluindo ferimentos de guerra, recomendando também banhos de sol, exercícios respiratórios, água potável, frutas, verduras e sementes, para recuperação da saúde. Emanuel Felke promovia o consumo da argila internamente e o uso da iridologia para auxiliar nos diagnósticos e em terapias naturistas. Outro ativista, mais moderno, Raymond Dextreit, ganhou o Prêmio Nobel da Paz em 1989, pela promoção das terapias naturistas e consequente contribuição da saúde; escreveu mais de 40 livros, um dos quais, *A argila que cura* (*L'argille que guerit*), foi muito utilizado como manual prático de tratamentos feitos com geoterapia (Sousa; Duarte; Medeiros, 2013).

No século XIX, Samuel Hahnemann desenvolveu a homeopatia, por meio da diluição de tinturas e substâncias de origens vegetais, animais e minerais para o tratamento das enfermidades. Diluições decimais, centesimais e milesimais, seguindo várias diretrizes, que constam no livro *Organon*, que foi escrito por Hahnemann e tornou-se um livro primordial para o entendimento dessa especialidade. Trata-se de técnica muito utilizada nas escolas naturopatas devido à baixa toxicidade, à promoção da desintoxicação orgânica e psíquica e à concordância da filosofia do vitalismo.

Ainda no século XIX, o conhecimento da naturopatia migrou para a América do Norte, nos Estados Unidos e no Canadá, de Sylvester Graham a Benedict Lust, este último considerado um grande precursor da naturopatia nos Estados Unidos, promovendo a sistematização da prática clínica moderna e a expansão da medicina naturopática para todo o mundo (Hauser, 2018).

Outra técnica muito utilizada é a fitoterapia. A utilização de plantas para recuperar a saúde é tão antiga que se perde na história. No final da década de 1980, a Organização Mundial da Saúde (OMS) reconheceu a fitoterapia como terapia mundial e estabeleceu metas e diretrizes para o seu uso, as quais vem se aprimorando até os dias atuais. Na naturopatia são utilizadas as plantas, tanto para desintoxicação com ações depurativas quanto para a regeneração com ação anti-inflamatória, como tônico imunológico, cicatrizante e diversas outras ações, conforme visto no capítulo sobre fitoterapia.

Também são vistas como terapia naturopática as massagens que auxiliam na recuperação mecânica do corpo, como a quiropraxia, a osteopatia, o *yoga* e outras técnicas que visam alinhar o corpo, fortalecer sua estrutura e trazer qualidade de vida. Seguindo a linha dessas terapias, a drenagem linfática é considerada muito importante para a saúde, auxiliando na redução de líquidos corpóreos, na ativação de linfonodos e no estímulo da imunidade.

Como já mencionado, a naturopatia é uma filosofia e uma técnica que direciona um raciocínio, utilizando várias técnicas que se alinham com a visão do holismo e do vitalismo para estimular o corpo a encontrar novamente seu equilíbrio. Cada escola vai se apropriar de determinadas técnicas, por exemplo, nos Estados Unidos, a quiropraxia é considerada uma terapia naturopática; no Brasil, é muito utilizada a drenagem linfática; e na Europa, a hidroterapia e geoterapia são muito famosas (WNF, 2017).

Na hora de escolher uma técnica terapêutica, o naturopata faz a anamnese, um levantamento detalhado da história do indivíduo; assim, além da queixa principal, avalia todos os sistemas, históricos genéticos, estilo de vida, vícios, medicamentos, cirurgias, sinais vitais e predisposições envolvidas. As consultas iniciais podem demorar de 1 a 2 horas. O naturopata realizará todas as técnicas de avaliação disponíveis a ele, tais como iridologia, pulsogia, *ring test*, *vegatest*, para avaliar níveis de intoxicação, alergias, hipo ou hiperfunção de sistema e quais as terapias serão mais adequadas conforme o estado vital de cada indivíduo.

6.3.1 Etapas de cura da naturopatia

A teoria de cura naturopática envolve cinco etapas que podem ou não estar combinadas de acordo com a doença e o indivíduo: (1) evitar hábitos prejudiciais; (2) desintoxicação; (3) revitalização; (4) estabilização; e (5) regeneração.

Evitar hábitos prejudiciais

A primeira etapa procura modificar ao máximo questões de hábitos pessoais que podem estar relacionados com a doença, como alimentos, substâncias alergênicas e inflamatórias, estilo de vida, sedentarismo, vícios, estresse, obsessões, compulsões.

Entre esses fatores citados, a atenção para o fator alimentar é um dos fatores mais comuns. Com o surgimento dos refinamentos dos alimentos, perdemos muitas fibras e carboidratos complexos, bem como vitaminas, minerais e enzimas. Além do fator industrialização de alimentos, houve a criação de *fast foods*, congelados e enlatados, com alimentos ricos em açucares, gorduras saturadas e conservantes para facilitar o dia. Porém, todo o excesso pode trazer malefícios à saúde. Assim, são conhecidos como "os três assassinos brancos" na naturopatia: o açúcar refinado, a farinha refinada e o sal refinado, elementos que podem afetar o equilíbrio orgânico (Balbach; Boarim, 1993; Vila y Campanya, 2000).

O açúcar branco refinado, proveniente do refinamento do açúcar mascavo da cana, vem sem nenhum nutriente, apenas o carboidrato como caloria vazia que não dá real energia, faz picos glicêmicos que desequilibram o pâncreas e acumula-se em forma de gordura. Isso também acontece com as farinhas refinadas. Todo esse grupo é chamado de *carboidrato*, fonte primária de energia do corpo. Mas o consumo exagerado contribui para o aparecimento de diabetes tipo 2, obesidade e outras doenças metabólicas que podem levar à hipertensão. Preferir alimentos integrais que reduzem os picos glicêmicos e reduzir seu consumo excessivo diário, mesmo adicionando outras farinhas integrais ou outras como fécula de batata, polvilho doce, farinha de arroz e batata doce, ainda são carboidratos. Deve-se procurar inserir mais vegetais, sementes, frutas e proteínas na dieta, pois esses alimentos trarão melhores benefícios (Vila y Campanya, 2000).

O sal refinado é rico em sódio, aumenta a retenção hídrica e contribui para a hipertensão. Para auxiliar na redução do sal, é possível utilizar temperos naturais, como orégano, cebolinha, cebola, manjericão, *curry*, páprica, gengibre, coentro, noz moscada; há uma infinidade de temperos para reduzir o sal refinado ou substitui-lo. O açúcar e o sal alteram o paladar e exigem um período de adaptação de redução. Além disso, ainda temos de lidar com a alimentação que busca apenas o prazer do paladar e a ligação com as questões emocionais, o que torna ainda mais difícil a mudança desses hábitos. Trata-se de uma conscientização constante (Balbach; Boarim, 1993; Vila y Campanya, 2000).

Desintoxicação

A segunda etapa é da desintoxicação, na qual, como já mencionamos, são utilizadas técnicas que auxiliam o corpo a depurar as toxinas do sangue e das células, como dietas crudíveras, vegetarianas e sucos desintoxicantes, além da fitoterapia voltada para a desintoxicação dos intestinos, rins, fígado, pele e o uso de enemas, geoterapia, hidroterapia e sauna. Para desintoxicar a mente, também são utilizadas técnicas como meditação e psicoterapias, a exemplo de arteterapia, homeopatia, terapia floral, programação neurolinguística (PNL) e hipnose (WNF, 2017).

A trofoterapia é a terapia que utiliza alimentos para auxiliar o organismo a excretar elementos que são tóxicos para as células. Geralmente, constitui-se de dietas e sucos ricos em verduras e frutas, cruas ou cozidas, aliados à fitoterapia, promovendo a desintoxicação das células do corpo. Produz um efeito catártico de liberação de toxinas pelas células no sangue e, consequentemente, a eliminação dessas toxinas. Propõe, também, a redução máxima de alimentos de base animal e aqueles industrializados, refinados ou que tenham conservantes, corantes e flavorizantes tóxicos ao corpo. Adiante, será relatado sobre os tipos de dietas e jejuns que favoreçam essa etapa (Balbach; Boarim, 1993; Vila y Campanya, 2000).

Revitalização

A terceira etapa, da revitalização, estimula o corpo para retomar suas funções por meio de dietas, suplementos de vitaminas, minerais, oligoelementos, terapias que estimulam o corpo, como: acupuntura, massoterapia, banhos de sol, banho de mar, hidroterapia, exercícios respiratórios e físicos, frases afirmativas, leituras estimulantes de virtudes e autoestima, prática de lazer (WNF, 2017).

Estabilização

A quarta fase, da estabilização, é aquela em que o naturopata faz uma reorientação alimentar e de hábitos para a pessoa manter a saúde, como uma boa dieta, hidratação, continuar com exercícios físicos e respiratórios, manter postura, drenagem linfática, sauna – todas as medidas para o corpo recuperar sua autorregulação. Pode-se utilizar também terapia floral e frases afirmativas para ajudar a manter o foco e o ânimo (WNF, 2017).

A terapia floral é utilizada como coadjuvante do tratamento psíquico, tendo como pioneiro Edward Bach, médico cirurgião, homeopata, que desenvolveu, em Mont Vernon, suas 38 essências que auxiliam a recuperação do bem-estar emocional. Essas essências não contam com princípios ativos químicos que possam provocar intoxicações ou reações orgânicas adversas, sendo muito úteis na visão naturopática como estímulo da vitalidade mental. No entanto, é importante saber que essa terapia não substitui um tratamento de psicoterapia e psiquiatria. Em casos psicológicos mais severos, a terapia floral tem um apoio coadjuvante, concomitante ao apoio da psicoterapia e da psiquiatria. Alguns exemplos de florais de Bach para persistir no processo de desintoxicação e recuperação da saúde são: o floral Centaury, para fortalecer a força de vontade; o floral Cherry Plum, para controlar compulsão alimentar e pensamentos destrutivos; o Crab Apple, para melhorar a autoimagem e fazer as pazes com o corpo; o Mimulus, para equilibrar o sistema nervoso e a ansiedade.

Regeneração

A última fase, da regeneração, envolve a regeneração dos tecidos, dos sistemas e suas funções. O organismo foi reparado e mantém seus sistemas saudáveis. Nessa fase são incluídas a fitoterapia, a homeopatia, a terapia floral e a suplementação alimentar (WNF, 2017).

De regra, o naturopata sempre trabalha em equipe multidisciplinar, pois, como visto, a naturopatia envolve muitas técnicas e conhecimentos para auxiliar o organismo a se recuperar. Nessa fase, pode-se sugerir suplementação alimentar e oligoelementos, recorrer a um nutrólogo ou nutricionista, por exemplo, ou a um terapeuta especialista em homeopatia, além da inclusão da fisioterapia para a recuperação das estruturas, aliada ao pilates ou ao *yoga*.

Uma visão mais moderna da intoxicação é sobre o estresse oxidativo. Nosso organismo tem um sistema complexo para proteção antioxidante, rico em enzimas, coenzimas e nutrientes capazes de neutralizar os radicais livres. Quando a quantidade de radicais livres fica superior àquela que o organismo consegue neutralizar, provocando diversos tipos de reações inflamatórias, especialmente em seus sistemas mais fragilizados, isso pode advir de: estresse químico, como poluição atmosférica, cigarro, pesticidas; estresse emocional, como depressão, pânico, traumas, luto; estresse físico, como excesso de trabalho ou exercícios físicos, queimaduras, radioatividade; estresse infeccioso, como doenças por vírus, bactérias, fungos e protozoários. Os radicais livres modificam o meio intra e extracelular, modificando as suas funções e afetando sistemas (Barbosa et al., 2010).

6.4 Aplicação prática: usos e cuidados

Um dos sistemas orgânicos mais importantes para a naturopatia é o trato gastrointestinal, especialmente os intestinos. Na naturopatia, as doenças têm sempre relação, em algum nível, com os intestinos, e é por isso que se propõe uma atenção a esse sistema responsável pela absorção de nutrientes, pela produção de vitaminas e enzimas e pela excreção final. O corpo humano tem uma microbiota muito grande; sua flora bacteriana é maior do que a quantidade de células do organismo. A flora e as células do organismo, porém, convivem, em grande parte, de maneira harmônica, e a maioria dessa flora vive nos intestinos. Quando a flora é afetada pelos malefícios de dietas que modificam esse bioma, como medicamentos em excesso (por exemplo, os antibióticos), vícios em carboidratos simples e cafeína, alimentos contaminados ou ricos em conservantes e corantes, bem como estresse, tais malefícios acabam gerando distúrbios na absorção e metabolização dos alimentos e no sistema de produção de enzimas e hormônios.

A ciência moderna voltou os olhos para esse assunto no sentido de investigar relações da microbiota intestinal com diversas doenças – como diabetes tipo 1, doenças reumáticas, aterosclerose, doença celíaca, depressão, Alzheimer –, procurando verificar como, por exemplo, o uso de probióticos, que recompõem a flora intestinal, poderia afetar na promoção ou até na recuperação da saúde – algo sobre o qual naturopatas antigos já falavam (Farzi; Fröhlich; Holzer, 2018).

No nosso intestino delgado, a microbiota exerce significativa influência sobre os agentes imunológicos do corpo, ao passo que, no intestino grosso, vive a maior concentração de bactérias que auxiliam na digestão de carboidratos mais complexos, inativação de toxinas e metabólitos mutagênicos (Farzi; Fröhlich; Holzer, 2018). Além disso, a flora bacteriana também está relacionada diretamente com a proteção das mucosas, interagindo na eliminação de micro-organismos patogênicos e influenciando o sistema imunológico (Tlaskalová-Hogenová et al., 2011). A microbiota e o eixo hipotálamo-pituitária-adrenal (sistema neuroendócrino) afetam-se mutuamente. A microbiota pode enviar sinais por meio de peptídeos que atravessam a barreira hematoencefálica, afetando o funcionamento cerebral e o sistema neuroendócrino (Farzi; Fröhlich; Holzer, 2018).

Quando se trata de intestinos, a melhor relação é com a dieta e a hidratação, capazes de fortalecer a microbiota e o pleno funcionamento dos intestinos. Entre alimentos que podem auxiliar na melhoria da flora intestinal estão o iogurte e o *kefir*[1], bem como alguns decoctos como de espinheira-santa (*Maytenus ilicifolia*) e camomila (*Matricaria recutita*). Após uma intoxicação alimentar ou uso de antibióticos que possam gerar diarreia, por

---

1   Leite fermentado pelos grãos de *kefir* (uma simbiose entre bactérias e leveduras).

exemplo, também pode ser recomendado o carvão ativado como meio de captação de toxinas e regulação hídrica.

Sobre a evacuação, é natural que seja diária ou a cada dois ou três dias, mas, na naturopatia, o ideal é a evacuação diária. Por essa razão, preconiza-se, frequentemente, fazer lavagens intestinais nos casos de constipação e em tratamentos nas fases de desintoxicação com mau funcionamento intestinal. O enema (lavagem intestinal) regular também pode auxiliar a reeducar os intestinos, se feito próximo aos mesmos horários diariamente. O enema pode ser feito com apenas água fria; e alguns terapeutas indicam a borra do café. Esse processo, além da lavagem mecânica, realiza um estímulo da peristalse dos intestinos que, aos poucos, vai reeducá-lo caso o problema for constipação intestinal. Não é adequado fazer enema durante a fase aguda de hemorroidas, colites e úlceras intestinais (Boarim, 1998).

Infelizmente, a facilidade dos alimentos prontos, o consumo de farinhas brancas e o excesso de carboidratos, sem muita fibra, geram frequente constipação, inchaço e hemorroidas. Tais problemas também podem ser causados pelo baixo consumo de água ou sucos naturais, com a preferência pelos refrigerantes e sucos industriais cheios de açúcar e pelo sedentarismo. Tudo isso altera o sistema biológico. Alguns medicamentos também podem afetar a evacuação, como os opiáceos (exemplos: tramadol, morfina) e os antidepressivos tricíclicos (exemplo: amitriptilina), sendo necessário o apoio de médicos responsáveis para auxiliar no remanejo desses medicamentos e a introdução de terapêutica coadjuvante.

O consumo de alimentos ricos em fibras, como cereais integrais (exemplos: arroz e aveia integral), frutas com fibras (exemplos: laranja com bagaço, mamão com semente) e o aumento do consumo de água e sucos naturais podem beneficiar a evacuação.

Outros produtos que podem auxiliar a evacuação são o *psyllium* e o farelo de trigo, mas é importante o consumo abundante de líquidos após a ingesta. Muitas vezes, é necessário um tempo para adaptação, pois os alimentos integrais podem causar mais gazes e desconforto – é importante que a pessoa faça a adaptação aos poucos e ganhe maior qualidade de vida (Boarim, 1998).

A lógica dessa estratégia é trabalhar o chamado *terreno biológico*. Trata-se de uma teoria segundo a qual, para que a doença aconteça, o corpo precisa enfraquecer sua vitalidade, imunidade e ter um meio em que ocorrerão as reações ou a colonização por micro-organismos ou parasitas. Se temos uma boa imunidade e um meio (pH – potencial hidrogeniônico, hidratação, barreiras) em que nossas células fiquem saudáveis, seria muito mais difícil ocorrer uma enfermidade. Um exemplo seria o gargarejo de sal e limão quando se tem uma tonsilite. Nesse caso, a doença já estava instalada e o fato de realizar o gargarejo limpa o muco nas trabéculas presentes nas tonsilas. O sal e o ácido do limão alteram o pH do meio onde se encontra a infecção, o que colabora para a redução da proliferação de micro-organismos. O processo de desintoxicação tem esse intento de auxiliar a eliminação das toxinas do corpo, depurando o sangue, alterando o pH do meio orgânico e trazendo as funções normais das membranas e células.

Para cada indivíduo há uma forma de desintoxicação, assim como um objetivo e em que nível se quer atuar. A escolha dependerá da constituição (magro, obeso), idade (adulto, idoso) e condição de saúde da pessoa. Existem dietas generalistas que podem ser utilizadas para prevenção e bem-estar, assim como dietas específicas para determinadas doenças, como gastrite, bronquite, por exemplo. Posteriormente à desintoxicação, deve-se adotar ainda uma dieta leve por algumas semanas (Balbach; Boarim, 1993).

Além das dietas, há terapias naturais que auxiliam em todas as etapas da cura naturopática: a geoterapia e a hidroterapia.

A geoterapia, como mencionada anteriormente, consiste em aplicar a argila sobre o corpo com o intuito de auxiliar na recuperação de traumas e inflamações. Também é muito aplicada no abdômen, como terapia complementar, nos mais diversos tipos de enfermidades. As argilas são utilizadas há longa data para auxiliar nos distúrbios da pele, como alergias, queimaduras, cicatrização, assim como para a beleza. Podem ser aplicadas de várias maneiras, em compressas, cataplasmas ou banhos, ou serem ingeridas. As compressas, geralmente feitas sobre locais inflamados ou sobre o abdômen (intestinos, estômago ou fígado), auxiliam no equilíbrio da temperatura do local e remineralizam o tecido e o corpo. As propriedades da argila, além da termorregulação, estão relacionadas também com a variedade dos argilominerais presentes, conferindo cores e algumas propriedades diferentes a essa substância. As argilas mais utilizadas na naturopatia são a verde e a cinza, porque contam com muitos oligoelementos e têm alta capacidade absortiva e termorreguladora. Contudo, podemos encontrar argilas vermelhas e amarelas, ricas em ferro, excelentes para ativar o metabolismo, a circulação sanguínea e o tônus da pele, e argilas brancas, ricas em caulinita, calmantes e hidratantes. A geoterapia é comum também em *spas*, que oferecem os banhos de argila negra, o que favorece a desintoxicação e o estímulo da pele (Medeiros, 2020).

Para aplicar a geoterapia, deve-se deixar uma camada espessa de argila sobre o local por aproximadamente 1 a 2 horas. Quanto mais aguda a enfermidade, maior a frequência da geoterapia. Pode ser feita diariamente, quente ou fria, dependendo do local e da constituição de cada pessoa (Boarim, 1998; Medeiros, 2020).

Na aplicação de argila em diabéticos ou pessoas com outras doenças que reduzem a circulação e a sensibilidade das extremidades, deve-se cuidar com a argila quente, sendo preferível a morna. Além disso, a argila não deve ser aplicada nos primeiros meses de gestação, em queimaduras de terceiro grau e diretamente sobre lesões abertas ou com secreção (Medeiros, 2020).

A hidroterapia tem como seu precursor mais conhecido Sebastian Kneipp, o qual, em sua obra *A minha cura d'água*, demonstra como realizar a hidroterapia. A hidroterapia de Kneipp, técnica que recebeu esse nome pela ampla divulgação e o entusiasmo de Sebastian Kneipp, é utilizada para estimular o sistema circulatório, o linfático e a vitalidade. Utiliza compressas, banhos, saunas e duchas, além do consumo das águas medicinais. Os banhos utilizados são escalda-pés (pedilúvios), meio-banhos (semicúpios), banhos de assento e banhos de corpo total. Cada técnica pode apresentar uma temperatura, fria ou quente, e, em outras, alternam-se as temperaturas. Essa técnica é utilizada desde o início na desintoxicação, inclusive nos tratamentos de dor. Um dos banhos mais famosos que ensinaremos adiante é o banho vital, utilizado para fortalecer a imunidade e equilibrar o sistema nervoso (Kneipp, 1986; Boarim, 1998).

6.5 Indicações: aplicação e terapêutica

A naturopatia pode ser utilizada, como mencionamos ao longo deste capítulo, para todo tipo de enfermidade. A proposta inicial é a preventiva: utilizar a trofoterapia com dietas e chás para desintoxicar o corpo, fortalecer a energia vital e a imunidade, proporcionando maior saúde, bem-estar e qualidade de vida.

Além disso, são importantes as intervenções com as outras terapias tidas como naturopáticas, pois todas somam filosofia e teorias, como a homeopatia, a fitoterapia, a hidroterapia, a geoterapia, assim como as terapias corretivas e educativas posturais, como quiropraxia, *yoga*, pilates.

6.5.1 Dietas desintoxicantes

Existem vários graus de dietas desintoxicantes, desde um jejum de dia inteiro à base de suco de frutas ou bebidas alcalinizantes a semijejuns. Por exemplo, se o paciente não pode parar de trabalhar para fazer o jejum, é melhor que ele faça os semijejuns. *Jejum* entende-se como um ou vários dias utilizando bebidas, chás e água. Há dietas muitos depurativas, indicadas para quando as pessoas estão em clínicas, e há outras que podem ser utilizadas no dia a dia. O tipo de jejum, os vegetais e as frutas são escolhidos conforme a patologia e o estágio de intoxicação. É importante utilizar frutas e vegetais orgânicos, sem agrotóxicos. Os pesticidas, em razão de suas propriedades químicas, fixam-se nos tecidos e intoxicam o corpo.

Uma das frutas coringas é a maçã, muito utilizada nas terapias. Para realizar um semijejum, basta adotar uma refeição somente de maçã, por exemplo. Geralmente, troca-se o café da manhã ou o jantar por uma refeição ou um suco somente da fruta escolhida. Podem ser utilizadas outras frutas, como uvas, pera, abacaxi, mamão, melão e melancia, o importante é que seja somente um tipo de fruta em cada refeição. Frutas com teor alto de carboidrato não são indicadas, como banana e manga. Sucos de vegetais também podem e devem ser utilizados, como o de cenoura e couve. A pessoa pode também escolher as frutas da época da região em que vive, como mexerica (tangerina) ou ameixas, comuns no sul do Brasil (Boarim, 1998).

O semijejum é mais leve, utilizado pelas pessoas que não conseguem tempo adequado para fazer jejuns e para quem não tem problemas de saúde. Por ser muito brando, é possível fazer semijejum por um tempo maior, por exemplo, por um mês. Depois a pessoa pode substituir duas refeições por frutas e, por fim, com o tempo, conseguir ficar em jejum o dia todo. No ínterim entre refeições, podem ser utilizados chás depurativos e chás relacionados à enfermidade do indivíduo. Semijejuns e jejuns para desintoxicação mais intensas devem ser feitos de uma a duas semanas, exigem tempo de repouso e, dependendo do caso, monitoramento (Boarim, 1998).

Podemos citar os seguintes exemplos de frutas que atuam mais em determinados sistemas na realização de jejuns: melancia para o sistema urinário; melão para sistema reprodutor; mamão para sistema digestório; pera ou suco de pepino para hipertensão; morango orgânico para problemas articulares; maçã verde para diabéticos; ameixa para depressão. Melancia, melão e abacaxi são frutas muito depurativas; é recomendável iniciar com maçã e sentir as reações do corpo (Boarim, 1998).

Cabem aqui algumas observações. Os jejuns e semijejuns para desintoxicação não são para promover cetoacidose metabólica (desequilíbrio do metabolismo corporal). Caso a pessoa tenha tendência a hipoglicemia ou diabetes, fazer jejuns severos não são benéficos para o corpo. Jejuns e semijejuns são feitos com as frutas e os vegetais e, caso a pessoa tenha muita fome, deve incluir mais refeições de frutas ou sucos, como o suco de laranja, por exemplo. As frutas e os vegetais são grandes fontes de enzimas, especialmente quando crus. Em caso de doenças inflamatórias do trato gastrointestinal, como gastrites e colites, é indicado preferir frutas mais alcalinas às cítricas, ou a bebida alcalinizante (Boarim, 1998).

Bebida alcalinizante

Essa bebida é feita com linhaça, farelo de trigo e vegetais à escolha (por exemplo, batata, beterraba, aipo, cenoura). A batata, o aipo e as sementes de linhaça fornecem uma concentração de aminoácidos e vitaminas excelentes e a alcalinidade necessária para esse intento (Boarim, 1998).

A bebida alcalinizante é preparada do seguinte modo:

- Colocar 1 colher de sopa de linhaça e 1 colher de farelo de trigo de molho em meio litro de água da noite para o dia.
- Em uma panela, adicionar 700 ml de água potável, colocar 1 a 3 legumes com casca bem lavados e ferver por 20 minutos.
- Coar e guardar os vegetais para consumo.
- Misturar o caldo com água de linhaça e farelo de trigo.
- Beber pelo menos 250 ml pela manhã, durante o período da desintoxicação.

Se a pessoa optar por um semijejum no período da manhã, trocará o café da manhã pelo suco alcalinizante até meio dia; nesse ínterim, poderá utilizar infusões depurativas, como de dente-de-leão (*Taraxacum officinalis*), assim como infusos ou decoctos relacionados ao caso específico. Caso o indivíduo considere inconveniente usar a bebida alcalinizante, poderá usar 100 ml de suco de couve (Boarim, 1998).

Nesses dias de semijejum, deve-se procurar consumir, nas refeições completas, uma dieta rica em saladas, cereais, leguminosas, além de reduzir ao máximo o consumo de farinhas e sal refinados, açúcar, leite e derivados, carnes brancas ou vermelhas, alimentos e bebidas industrializadas.

Infusos e decoctos depurativos

A fitoterapia é parte fundamental para a desintoxicação e a regeneração em razão da grande quantidade de princípios ativos que cada planta tem. Existem várias maneiras de se extrair os princípios ativos das plantas; as mais conhecidas são por meio de infusões e decoctos. Existem muitas outras formas, como tinturas, alcoolaturas, extratos verdes ou à base de extratores químicos, uso da planta em pó ou em comprimidos e cápsulas, extratos secos.

Os infusos e decoctos podem ser feitos do seguinte modo:

- **Infuso** – Consiste em deixar a planta em água quente para extrair seus princípios ativos, sem ferver a água. Em média, deixar a planta na água por 10 minutos antes de tomar o infuso. Pode ser utilizada para folhas e flores, que liberam, além dos princípios da planta, seus óleos essenciais, os quais, se fervidos, se volatizam. De modo geral, utiliza-se uma colher de sopa da planta seca para 500 ml de água. Caso a planta se encontre na forma de pó, utiliza-se metade dessa medida para a mesma quantidade de água (Anvisa, 2011).
- **Decocto** – Consiste em ferver a planta em água para extrair os seus princípios ativos por, em média, 10 a 20 minutos. De modo geral, adicionar 1 colher de sopa da planta seca rasurada, geralmente caules, raízes, brotos e algumas sementes, para 1 litro de água (Anvisa, 2011).

A seguir, apresentamos algumas plantas medicinais que podem ser utilizadas para auxiliar nos programas de desintoxicação:

- **Dente-de-leão (*Taraxacum officinale*)** – Essa planta é muito utilizada para produzir uma depuração leve, incluindo em pacientes com problemas hepáticos. Pode ser feita como decocto ou infuso, com as folhas e as raízes. Adicionar 1 colher de sopa para 500 ml de água. Tomar 1 xícara de chá, 2 a 3 vezes ao dia, durante o tempo da desintoxicação. Ativa as funções digestivas, o estômago, o pâncreas, o fígado, a vesícula biliar, os rins, além de ser cardiotônico. É contraindicado para quem tem pedra de vesícula ou renal (Anvisa, 2011).

- **Tanchagem (*Plantago majus*)** – Essa é uma excelente planta depurativa, que estimula funções de vias aéreas, pulmões, rins, intestinos e pele, sendo muito utilizada em intoxicações. Utiliza-se raiz, folhas e sementes. As sementes podem ser consumidas, basta 1 colher de sopa macerada em 1 copo com água quente para sentir um efeito laxativo e depurativo. As folhas e as raízes são utilizadas em infusão: 2 colheres de sopa para 1 litro de água. Tomar 1 xícara de chá, 2 a 3 vezes ao dia (Anvisa, 2011).
- **Bardana (*Arctium lappa*)** – A raiz dessa planta pode ser usada em forma de decocto, adicionando 1 colher de sopa para 1 litro de água. Essa planta é muito depurativa do sangue e da pele, ativa funções renais, pancreáticas, da vesícula biliar e é antimicrobiana. Não é indicada para tratamento inicial. Pode agravar inicialmente sintomas, com exacerbações por meio da pele. Tomar 1 xícara de chá, 2 a 3 vezes ao dia (Anvisa, 2011).

Crise curativa

Ao realizar esse processo da desintoxicação, podem surgir alguns efeitos indesejáveis, o que chamamos de *crise curativa* ou *catarse*. Consiste na reação do corpo com a liberação das toxinas celulares para o sangue, o que pode ocasionar dores de cabeça, fraqueza, dores no corpo, alterações de pressão, da micção, reagudização de sintomas e doenças, diarreia ou sudorese, erupções de pele. Por isso, também se utiliza fitoterapia específica com ações analgésicas, diuréticas, tônicas, bem como auriculoterapia (técnica da medicina chinesa), por exemplo.

6.5.2 Geoterapia abdominal

Para realizar uma desintoxicação à moda naturopática europeia, não pode faltar a argila. As argilas mais utilizadas são a cinza e a verde. Mas como preparar a argila? Observe as orientações a seguir, de acordo com Medeiros (2020):

1. o quarto deve estar em temperatura ambiente agradável e, se estiver frio, utilizar aquecedores ou, se preferir, bolsas de água quente;
2. pegar um tecido fino de algodão, como aqueles de fralda, e cortá-lo no tamanho de 2 vezes o tamanho do abdômen da pessoa (deixar, também, cobertores e sacos plásticos próximos à cama);
3. hidratar a argila em uma tigela grande (a consistência deve ser na forma de mingau);
4. aplicar a argila, com espessura de 1 a 2 cm, no abdômen, por cima do tecido de algodão, e mantê-la por 2 horas;
5. cobrir a pessoa, que deve aproveitar para relaxar e sentir o bem-estar dessa aplicação;
6. no final do tempo, a argila estará quente – retirar o pano com a argila e jogar tudo fora.

A pessoa também pode pedir para alguém da família, ou um amigo, fazer uma máscara suave de argila na face. Aplicar uma camada bem fina que, assim que secar, pode ser retirada. Geralmente, em 20 minutos a argila já estará seca. Retirar com água morna e um tecido macio, sem forçar contra a pele, pois essas argilas são bem abrasivas (Medeiros, 2020).

6.5.3 Banho vital

A hidroterapia de Kneipp pode contribuir com a desintoxicação com um banho vital. Existem vários tipos de banhos, o mais comum é o pedilúvio (escalda-pés), alternando quente e frio, o banho vital e o banho de tronco. Por meio da experiência dos naturopatas, esse banho é útil para fortalecer o sistema nervoso e nos distúrbios do trato digestório (estômago e intestinos).

Para fazer um banho vital, segundo Boarim (1998), devem ser seguidos estes passos:

1. utilizar um banquinho plástico, uma bacia grande e uma bacia média;
2. o banheiro ou o local em que será realizado o banho deve estar em temperatura agradável;
3. colocar o banquinho e a água fria na bacia grande e, na bacia pequena, água morna para quente;
4. sentar-se no banquinho e, com as mãos em forma de concha, pegar a água fria e derramar sobre o abdômen durante 10 minutos.

6.5.4 Lavagem intestinal

A lavagem intestinal ou *fleet enema* é comum na prática da naturopatia para as desintoxicações. Existem clínicas que se dedicam a essa prática, a qual é chamada de *colonterapia*, mas não se trata de algo comum no Brasil. Para realizar o enema, é necessário um clister (embalagem para colocar o líquido e um bico). Introduz-se o clister com a pessoa na posição deitada com uma toalha com as pernas para cima ou para o lado. Injeta-se água fria, de preferência fervida, pelo menos três vezes – geralmente, de 300 ml a 500 ml por vez. A pessoa deve segurar esse líquido internamente por 1 minuto e logo será ativada a peristalse dos intestinos, realizando a descarga e limpando os intestinos. Por isso, esse procedimento deve ser realizado próximo ao vaso sanitário ou outro próprio para esse fim (Boarim, 1998).

6.5.5 Técnicas adicionais

A drenagem linfática, a massagem relaxante e a sauna estimulam o sistema linfático, os linfonodos ou a abertura dos poros. A linfa é um sistema que se afeta com as intoxicações orgânicas e é responsável por essa excreção e ativação do sistema imunológico, por isso tem grande importância nas desintoxicações.

Cuidar do estado psíquico é fundamental para o caminhar dessa técnica. O indivíduo pode ouvir músicas relaxantes, ler coisas que estimulem suas criatividades e capacidades e deixar de lado o celular, a televisão e outros aparelhos eletrônicos nesse dia. Uma aula de *yoga*, *tai chi chuan* ou pilates pode trazer um complemento importante. A pessoa deve concentrar-se no bem-estar, desse modo, o dia de *spa* ficará completo.

Para saber mais

Para compreender mais profundamente os princípios e os fundamentos da naturopatia, indicamos as seguintes fontes de pesquisa:

BOARIM, D. **Manual prático de tratamentos naturais**. São Paulo: Vida Plena, 1998. v. 1 e 2.

WNF – World Naturopathic Federation. Disponível em: <https://worldnaturopathicfederation.org>. Acesso em: 12 dez. 2022.

Síntese

A naturopatia ressurgiu no século XIX, trazendo muitas filosofias e teorias sobre a saúde desde os tempos das medicinas milenares orientais, de Hipócrates e da homeopatia. Atualmente, é muito evidente nos Estados Unidos, no Canadá, na Alemanha e na Espanha. A naturopatia orienta-se pela teoria do vitalismo e o holismo para prevenir e tratar doenças. As técnicas utilizadas variam conforme o país, mas técnicas comuns, como trofoterapia, fitoterapia, geoterapia, hidroterapia, massagens corretivas e psicoterapia, encontram-se com frequência entre as escolas.

A teoria das doenças envolve conceitos de intoxicação orgânica, dos quais, em geral, podemos citar: excreção, inflamação, deposição, impregnação, degeneração e desdiferenciação. As terapias seriam uma forma de colaborar com a liberação dessas toxinas, assim como estimular a imunidade e a vitalidade, seguindo depois para revitalização e regeneração do organismo. A trofoterapia, os exercícios físicos e as psicoterapias são as bases para uma vida saudável. Já as técnicas como fitoterapia, geoterapia, hidroterapia e massagens corretivas são as terapias de suporte, além de outras, como *yoga*, pilates, medicinas chinesa e indiana.

Questões para revisão

1. Cite e explique dois conceitos muito utilizados na visão naturopática.

2. Quais terapias podem ser utilizadas no processo de inflamação do corpo?

3. A naturopatia é um estudo antigo empírico que visa trazer qualidade de vida por meio de terapias que ativem a vitalidade

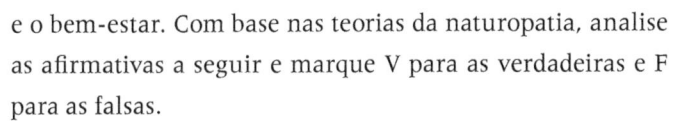

e o bem-estar. Com base nas teorias da naturopatia, analise as afirmativas a seguir e marque V para as verdadeiras e F para as falsas.

( ) Por meio do *Vis medicatrix naturae*, o corpo não tem nenhuma capacidade de se curar, por isso é preciso utilizar o máximo de terapias para curá-lo.
( ) Para se ter vitalidade, é importante manter bons hábitos, como higiene pessoal, alimentação saudável, praticar exercícios, controlar o estresse e o tempo de sono.
( ) Os locais em que trabalhamos e moramos não interferem em nossa saúde.
( ) Diarreia e vômito são sinais de desintoxicação natural do corpo, mas devemos interrompê-los o mais rápido possível.
( ) O princípio *Primum non nocere*, um dos princípios fundamentais da naturopatia, visa tratar o indivíduo com técnicas que causem o menor dano possível ao seu corpo e à sua psique.

Agora, assinale a alternativa que apresenta a sequência correta:

a) V – V – F – F – V.
b) F – V – V – F – V.
c) F – V – F – F – V.
d) F – V – V – V – V.
e) V – F – V – V – V.

4. Umas das visões comentadas desde o início da naturopatia é sobre como a saúde dos intestinos pode afetar a saúde orgânica. Sobre o tema, analise as afirmativas indicadas a seguir.
   I) Os intestinos são responsáveis pela metabolização e absorção dos alimentos e pela excreção. Além disso, apresentam uma ação sobre o sistema imunológico.

II) O funcionamento dos intestinos é importante para a saúde, embora a microbiota não influencie o restante do organismo.

III) Para termos intestinos saudáveis, são muito importantes uma dieta saudável e a hidratação do corpo. Podemos utilizar alimentos também que colaboram com o crescimento de uma flora intestinal saudável, como iogurte, *kefir*, camomila, espinheira santa e vegetais ricos em fibras.

IV) A lavagem intestinal, na visão da naturopatia, não é adequada para manutenção da saúde.

V) Estudos recentes demonstraram que os intestinos têm relação com o sistema neuroendócrino e que ambos se influenciam mutuamente.

Agora, assinale a alternativa que apresenta a resposta correta:

a) Apenas as afirmações I, II, III e V são verdadeiras.
b) Apenas as afirmações I, III e V são verdadeiras.
c) Apenas as afirmações I e V são verdadeiras.
d) Nenhuma das afirmações é verdadeira.
e) Todas as afirmações são verdadeiras.

5. Sobre as dietas de desintoxicação, analise as afirmativas a seguir e marque V para as verdadeiras e F para as falsas.
   ( ) Podem ser utilizadas tanto para prevenção e bem-estar quanto para auxiliar no tratamento de doenças.
   ( ) Podem ser utilizadas dietas de frutas, devendo sempre ser escolhidas duas ou mais frutas para serem misturadas e ingeridas.
   ( ) São muito utilizadas para tratamentos de doenças inflamatórias do trato gastrointestinal, como gastrite e úlceras gastrointestinais.

( ) São divididas em jejuns e semijejuns. Para quem sente muita fome ou não pode parar seu trabalho para jejuar, é recomendado o semijejum, que consiste na troca de uma ou duas refeições por um único tipo de fruta picada ou em forma de suco durante alguns dias.

( ) Algumas reações temporárias podem surgir durante a desintoxicação, como dores de cabeça, alteração de pressão, tontura ou reagudização da doença.

a) V – V – F – F – V.
b) F – V – V – F – V.
c) F – V – F – F – V.
d) F – V – V – V – V.
e) V – F – V – V – V.

Questões para reflexão

1. Entre tantos princípios da naturopatia, um deles é o do terapeuta ser também um educador, estimulando o paciente a ter mais consciência daquilo que pode estar trazendo malefícios e o apoiando nas mudanças necessárias ou possíveis. Nesse sentido, que tipo de conhecimento o naturopata deve ter para poder agir dessa maneira?

2. É possível auxiliar um paciente com as terapias sem realizar as dietas de desintoxicações e depurações na naturopatia?

3. Existem muitas modalidades de terapias complementares que podemos utilizar para atuar sobre o organismo nos vários níveis de intoxicação. Tente traçar um plano de tratamento conforme os graus de intoxicação.

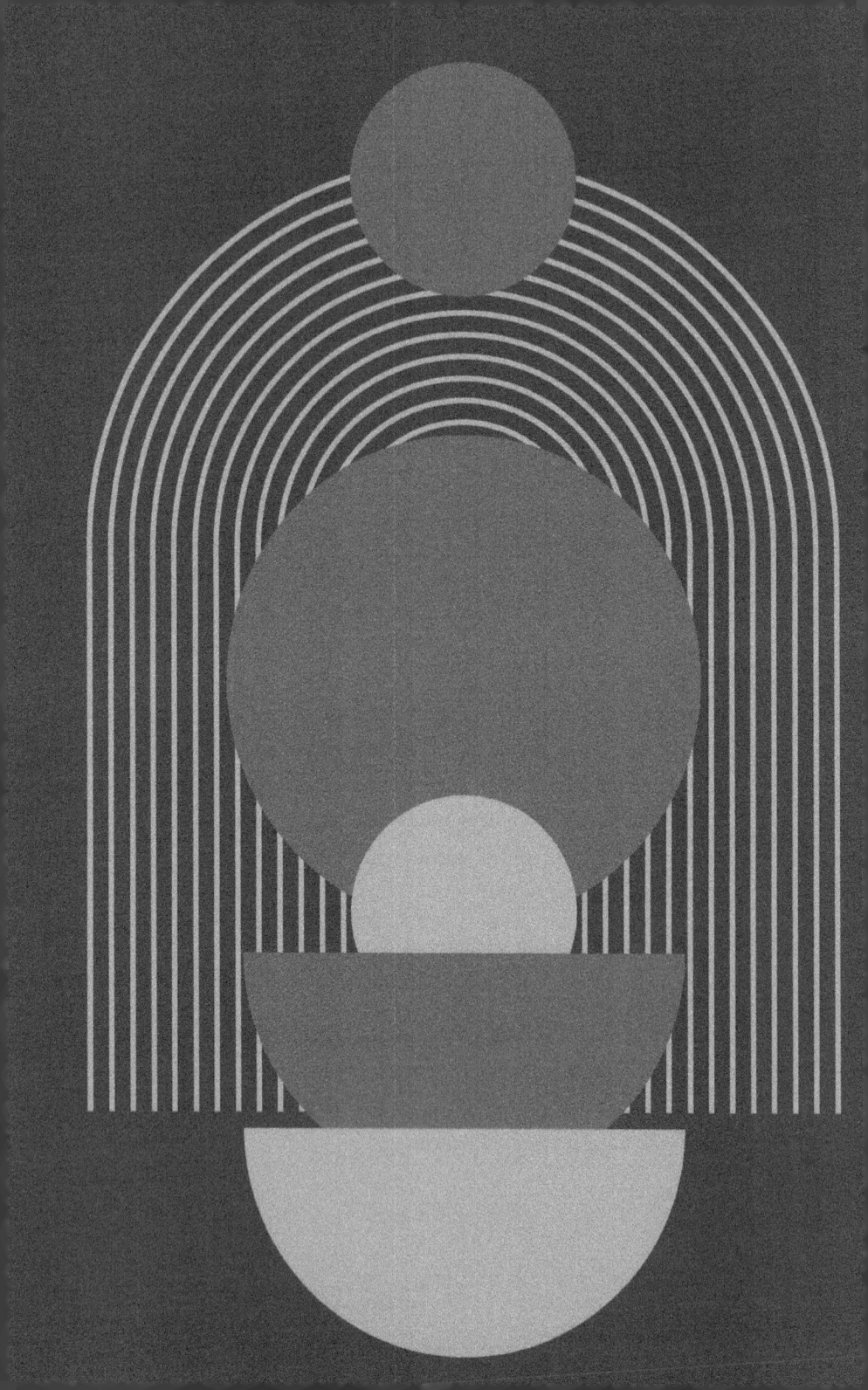

Considerações finais

Compreender as Práticas Integrativas e Complementares em Saúde (PICs) proporciona o aprendizado dentro da medicina tradicional, trazendo a abordagem em saúde de modo holístico, ou seja, tratar o corpo de maneira integral sem divisão por partes ou sistemas. Sabemos que a medicina convencional no modelo biomédico tem sua importância na recuperação das doenças, mas as Pics vêm a somar no tratamento da saúde, complementando o tratamento convencional e trazendo o indivíduo como protagonista em seu cuidado à saúde. Nesse contexto, faz-se necessário que cada vez mais novos profissionais conheçam as Pics e passem a adotá-las em sua prática terapêutica.

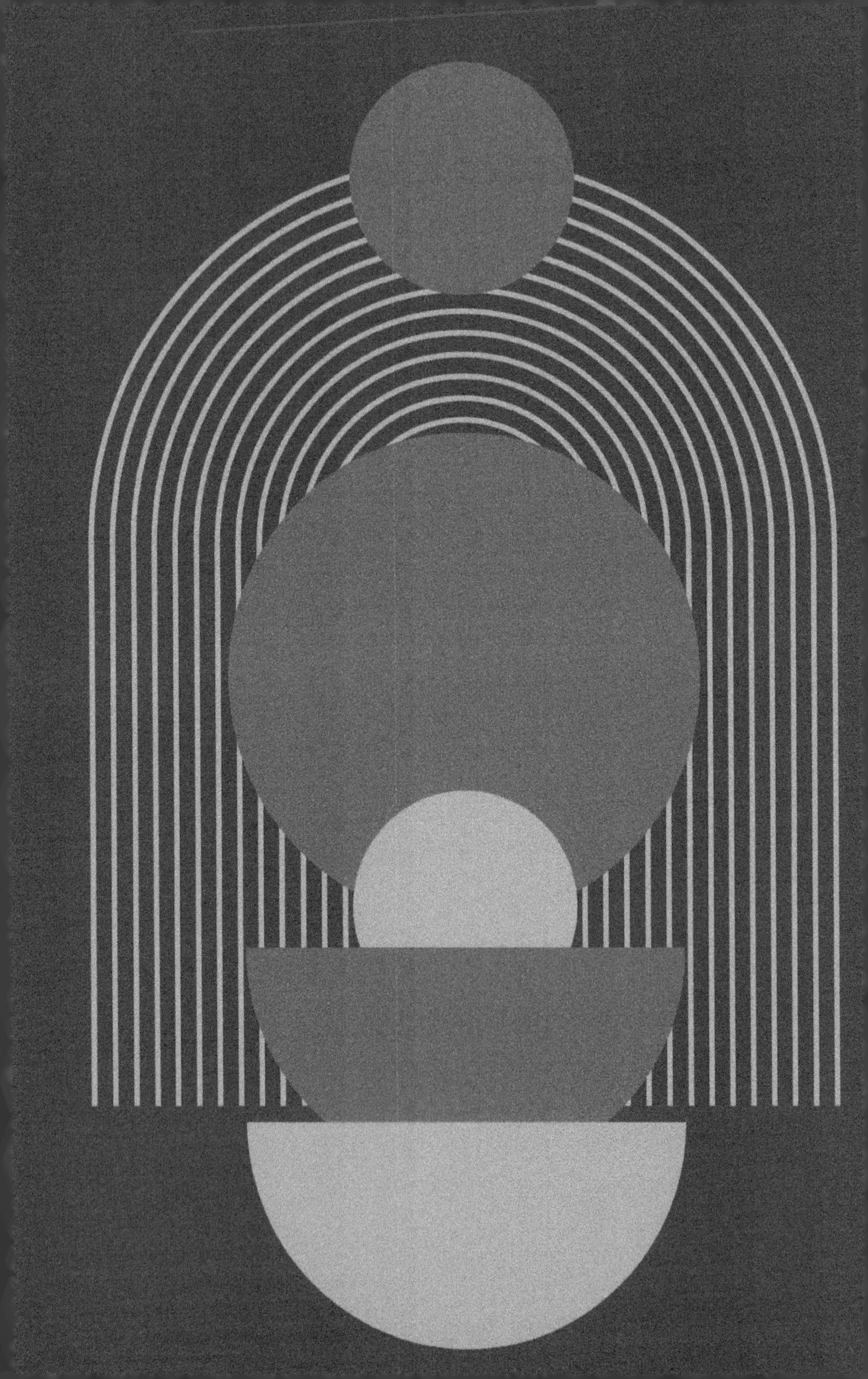

Referências

ABELHA – Associação Brasileira de Estudos das Abelhas. **O que é o pólen?** Disponível em: <https://abelha.org.br/faq-abelha/>. Acesso em: 17 mar. 2023.

ABOZ – Associação Brasileira de Ozonioterapia. **Como cada conselho profissional regulamenta a prática da ozonioterapia.** 1º jun. 2021. Disponível em: <https://www.aboz.org.br/noticias/regulamentacao-da-ozonioterapia-no-brasil/151/>. Acesso em: 17 mar. 2023.

ABOZ – Associação Brasileira de Ozonioterapia. **Ozonioterapia.** Disponível em: <https://www.aboz.org.br/Ozonioterapia>. Acesso em: 15 ago. 2017.

ABOZ – Associação Brasileira de Ozonioterapia. **Ozonize-se**: a ozonioterapia é indicada para quê? Disponível em: <https://www.aboz.org.br/ozonize-se/ozonioterapia-indicacoes/>. Acesso em: 17 mar. 2023.

AL-WAILI, N. et al. Honey and cardiovascular risk factors, in normal individuals and in patients with diabetes mellitus or dyslipidemia. **Journal of Medicinal Food**, v. 16, n. 12, p. 1.063-1.078, Dec. 2013.

AMORIM, M. I.; PIAZZA, F. C. P. **Uso das argilas na estética facial e corporal.** Disponível em: <http://siaibib01.univali.br/pdf/monthana%20imai%20de%20amorim.pdf>. Acesso em: 12 dez. 2022.

ANVISA – Agência Nacional de Vigilância Sanitária. **Formulário de fitoterápicos da farmacopeia brasileira.** Brasília, 2011. Disponível em: <https://www.gov.br/anvisa/pt-br/assuntos/farmacopeia/formulario-fitoterapico/arquivos/8080json-file-1>. Acesso em: 12 dez. 2022.

ANVISA – Agência Nacional de Vigilância Sanitária. **Formulário de fitoterápicos da farmacopeia brasileira.** 2. ed. Brasília, 2021. Disponível em: <https://www.gov.br/anvisa/pt-br/assuntos/farmacopeia/formulario-fitoterapico/2022-fffb2-versao-13-mai-2022.pdf>. Acesso em: 12 dez. 2022.

APIMONDIA – International Federation of Beekeepers' Associations. **Apitherapy**: The Importance of Apitherapy. Disponível em: <https://www.apimondia.org/apitherapy.html>. Acesso em: 12 dez. 2022.

AUFSCHNAITER, A. et al. Apitoxin and its Components Against Cancer, Neurodegeneration and Rheumatoid Arthritis: Limitations and Possibilities. **Toxins**, v. 12, n. 2, p. 66, Jan. 2020.

AURICCHIO, M. T. et al. Avaliação da atividade antimicrobiana de preparações de própolis comercializadas na cidade de São Paulo. **Revista do Instituto Adolfo Lutz**, v. 65, n. 3, p. 209-212, 2006. Disponível em: <https://periodicos.saude.sp.gov.br/RIAL/article/view/32867?articlesBySameAuthorPage=2>. Acesso em: 12 dez. 2022.

BALBACH, A.; BOARIM, D. **As hortaliças na medicina natural**. São Paulo: Vida Plena, 1993.

BARBOSA, K. B. F. et al. Estresse oxidativo: conceito, implicações e fatores modulatórios. **Revista de Nutrição**, Campinas, v. 23, n. 4. p. 629-643, jul./ago. 2010. Disponível em: <https://doi.org/10.1590/S1415-52732010000400013>. Acesso em: 27 set. 2022.

BARROS, A. I. R. N. A.; NUNES, F. H. F. M.; COSTA, M. M. F. da. **Manual de boas práticas na produção de cera de abelha**: princípios gerais. Lisboa: Ed. da FNAP, 2009. Disponível em: <http://fnap.pt/web/wp-content/uploads/documento_cnt_projectos_139.pdf>. Acesso em: 24 jan. 2023.

BATH, P. K.; SINGH, N. A Comparison Between Helianthus annuus and Eucalyptus lanceolatus Honey. **Food Chemistry**, v. 67, n. 4, p. 389-397, Dec. 1999.

BERGAYA, F.; THENG, B. K. G.; LAGALY, G. **Handbook of Clay Science**. Amsterdam: Elsevier, 2006.

BÍBLIA. Português. **Bíblia Sagrada**. Nova Tradução na Linguagem de Hoje. São Paulo: SBB, 2007.

BOARIM, D. **Manual prático de tratamentos naturais**. São Paulo: Vida Plena, 1998. v. 1.

BOCCI, V. A. Scientific and Medical Aspects of Ozone Therapy: State of the Art. **Archives of Medical Research**, v. 37, n. 4, p. 425-435, May 2006.

BOCCI, V. A.; ZANARDI, I.; TRAVAGLI, V. Ozone Acting on Human Blood Yields a Hormetic Dose-Response Relationship. **Journal of Translational Medicine**, v. 9, n. 1, p. 1-11, May 2011.

BORGES, M. S. et al. Utilização do mel como terapia complementar: uma revisão sobre as propriedades biológicas associadas ao mel. **Brazilian Applied Science Review**, v. 5, n. 2, p. 1.027-1.045, mar./abr. 2021. Disponível em: <https://ojs.brazilianjournals.com.br/ojs/index.php/BASR/article/view/27901>. Acesso em: 24 jan. 2023.

BOURGEOIS, P. **El extraordinario poder curativo de la arcilla**. Barcelona: De Vicchi, 2006.

BRAGA, R. C. et al. Elaboração e caracterização de mousse de siriguela (Spondias Purpurea) adicionado de pólen apícola. **Conexões: Ciência e Tecnologia**, Fortaleza, v. 13, n. 5, p. 85-90, dez. 2019. Disponível em: <http://conexoes.ifce.edu.br/index.php/conexoes/article/view/1817>. Acesso em: 12 dez. 2022.

BRASIL. Conselho Federal de Enfermagem. Resolução n. 581, de 11 de julho de 2018. **Diário Oficial da União**, Brasília, DF, 18 jul. 2018a. Disponível em: <http://www.cofen.gov.br/resolucao-cofen-no-581-2018_64383.html>. Acesso em: 12 dez. 2022.

BRASIL. Conselho Federal de Farmácia. Resolução n. 546, de 21 de julho de 2011. **Diário Oficial da União**, Brasília, DF, 21 jul. 2011a. Disponível em: <https://www.cff.org.br/userfiles/21%20-%20BRASIL_%20CONSELHO%20FEDERAL%20DE%20FARM%C3%81CIA_%202011%20Resolucao_546_2011_CFF.pdf>. Acesso em: 15 out. 2022.

BRASIL. Conselho Federal de Fisioterapia e Terapia Ocupacional. Resolução n. 380, de 3 de novembro de 2010. **Diário Oficial da União**, Brasília, DF, 11 nov. 2010a. Disponível em: <https://www.coffito.gov.br/nsite/?p=1437>. Acesso em: 12 dez. 2022.

BRASIL. Conselho Federal de Medicina. Parecer n. 13, de 9 de julho de 2009. **Diário Oficial da União**, Brasília, DF, 6 maio 2009. Disponível em: <https://sistemas.cfm.org.br/normas/arquivos/pareceres/BR/2009/13_2009.pdf>. Acesso em: 12 dez. 2022.

BRASIL. Conselho Federal de Nutricionistas. Resolução n. 680, de 19 de janeiro de 2021. **Diário Oficial da União**, Brasília, DF, 20 jan. 2021. Disponível em: <https://www.cfn.org.br/wp-content/uploads/resolucoes/Res_680_2021.html>. Acesso em: 12 dez. 2022.

BRASIL. Conselho Federal de Odontologia. Resolução n. 82, de 25 de setembro de 2008. **CFO**, Rio de Janeiro, 25 set. 2008a. Disponível em: <https://sistemas.cfo.org.br/visualizar/atos/RESOLU%C3%87%C3%83O/SEC/2008/82>. Acesso em: 12 dez. 2022.

BRASIL. Conselho Nacional de Saúde. Resolução n. 196, de 10 de outubro de 1996. **Diário Oficial da União**, Brasília, DF, 16 out. 1996. Disponível em: <https://bvsms.saude.gov.br/bvs/saudelegis/cns/1996/res0196_10_10_1996.html>. Acesso em: 12 dez. 2022.

BRASIL. Ministério da Saúde. Agência Nacional de Vigilância Sanitária. Resolução n. 14, de 31 de março de 2010. **Diário Oficial da União**, Brasília, 5 abr. 2010b. Disponível em: <https://crfce.org.br/wp-content/uploads/2018/09/RDC-14-2010-de-31-de-mar%C3%A7o-de-2010.pdf>. Acesso em: 12 dez. 2022.

BRASIL. Ministério da Saúde. Agência Nacional de Vigilância Sanitária. Resolução n. 17, de 24 de fevereiro de 2000. **Diário Oficial da União**, Brasília, 25 fev. 2000. Disponível em: <https://bvsms.saude.gov.br/bvs/saudelegis/anvisa/2000/rdc0017_24_02_2000.html>. Acesso em: 12 dez. 2022.

BRASIL. Ministério da Saúde. Agência Nacional de Vigilância Sanitária. Resolução n. 18, de 3 de abril de 2013. **Diário Oficial da União**, Brasília, 3 abr. 2013. 2013b. Disponível em: <https://bvsms.saude.gov.br/bvs/saudelegis/anvisa/2013/rdc0018_03_04_2013.pdf>. Acesso em: 12 dez. 2022.

BRASIL. Ministério da Saúde. Agência Nacional de Vigilância Sanitária. Resolução n. 26, de 13 de maio de 2014. **Diário Oficial da União**, Brasília, 13 maio 2014. Disponível em: <https://bvsms.saude.gov.br/bvs/saudelegis/anvisa/2014/rdc0026_13_05_2014.pdf>. Acesso em: 12 dez. 2022.

BRASIL. Ministério da Saúde. Agência Nacional de Vigilância Sanitária. Resolução n. 48, de 16 de março de 2004. **Diário Oficial da União**, Brasília, 18 mar. 2004a. Disponível em: <https://www.arca.fiocruz.br/bitstream/handle/icict/19131/11.pdf?sequence=2&isAllowed=y>. Acesso em: 12 dez. 2022.

BRASIL. Ministério da Saúde. Agência Nacional de Vigilância Sanitária. Resolução n. 89, de 16 de março de 2004. **Diário Oficial da União**, Brasília, 18 mar. 2004b. Disponível em: <https://www.sinaten.com.br/paginas/legislacao/ler_legislacao.php?codigo=36>. Acesso em: 12 dez. 2022.

BRASIL. Ministério da Saúde. Instrução Normativa n. 5, de 11 de dezembro de 2008. **Diário Oficial da União**, Brasília, 12 dez. 2008b. Disponível em: <https://www.gov.br/agricultura/pt-br/assuntos/inspecao/produtos-vegetal/legislacao-1/biblioteca-de-normas-vinhos-e-bebidas/instrucao-normativa-no-5-de-11-de-dezembro-de-2008.pdf>. Acesso em: 12 dez. 2022.

BRASIL. Ministério da Saúde. Portaria n. 702, de 21 de março de 2018. **Diário Oficial da União**, Brasília, DF, 22 mar. 2018b. Disponível em: <https://bvsms.saude.gov.br/bvs/saudelegis/gm/2018/prt0702_22_03_2018.html#:~:text=Altera%20a%20Portaria%20de%20Consolida%C3%A7%C3%A3o,Pr%C3%A1ticas%20Integrativas%20e%20Complementares%20%2D%20PNPIC>. Acesso em: 12 dez. 2022.

BRASIL. Ministério da Saúde. Portaria n. 849, de 27 de março de 2017. **Diário Oficial da União**, Brasília, 28 mar. 2017a. Disponível em: <https://bvsms.saude.gov.br/bvs/saudelegis/gm/2017/prt0849_28_03_2017.html>. Acesso em: 12 dez. 2022.

BRASIL. Ministério da Saúde. Portaria n. 971, de 3 de maio de 2006. **Diário Oficial da União**, Brasília, 3 maio 2006a. Disponível em: <http://www.crbm1.gov.br/Portaria%20MS%20971%202006.pdf>. Acesso em: 12 dez. 2022.

BRASIL. Ministério da Saúde. Portaria n. 1.600, de 17 de julho de 2006. **Diário Oficial da União**, Brasília, 17 jul. 2006b. Disponível em: <https://bvsms.saude.gov.br/bvs/saudelegis/gm/2006/prt1600_17_07_2006.html>. Acesso em: 12 dez. 2022.

BRASIL. Ministério da Saúde. Secretaria de Atenção à Saúde. Departamento de Atenção Básica. Coordenação Nacional de Práticas Integrativas e Complementares. Práticas Integrativas e Complementares no SUS. **Relatório de Gestão**: 2006/2010. Brasília, 2011b. Disponível em: <http://189.28.128.100/dab/docs/geral/rel_gestao2010_final.pdf>. Acesso em: 12 dez. 2022.

BRASIL. Ministério da Saúde. Secretaria de Atenção à Saúde. Departamento de Atenção Básica. **Política Nacional de Práticas Integrativas e Complementares no SUS – PNPIC/SUS**: atitude de ampliação de acesso. Brasília, 2006c. Disponível em: <https://bvsms.saude.gov.br/bvs/publicacoes/pnpic.pdf>. Acesso em: 12 dez. 2022.

BRASIL. Ministério da Saúde. Secretaria de Atenção à Saúde. Departamento de Atenção Básica. **Política Nacional de Práticas Integrativas e Complementares do SUS**: atitude de ampliação de acesso. 2. ed. Brasília, 2015. Disponível em: <https://bvsms.saude.gov.br/bvs/publicacoes/politica_nacional_praticas_integrativas_complementares_2ed.pdf>. Acesso em: 12 dez. 2022.

BRASIL. Ministério da Saúde. Secretaria de Ciência, Tecnologia e Insumos Estratégicos. Departamento de Assistência Farmacêutica. **Política Nacional de Plantas Medicinais e Fitoterápicos**. Brasília, 2006d. Disponível em: <https://bvsms.saude.gov.br/bvs/publicacoes/politica_nacional_fitoterapicos.pdf>. Acesso em: 12 dez. 2022.

BRASIL. Secretaria de Vigilância Sanitária. Portaria n. 6, de 31 de janeiro de 1995. **Diário Oficial da União**, Brasília, 6 fev. 1995. Disponível em: <https://pesquisa.in.gov.br/imprensa/jsp/visualiza/index.jsp?jornal=1&pagina=23&data=06/02/1995>. Acesso em: 12 dez. 2022.

BRASIL. Senado Federal. Projeto de Lei n. 227, de 2017b. Autoriza a prescrição de Ozonioterapia como tratamento médico de caráter complementar. Disponível em: <https://www25.senado.leg.br/web/atividade/materias/-/materia/130041>. Acesso em: 12 dez. 2022.

BRASIL. Serviço Nacional de Fiscalização da Medicina e da Farmácia. Portaria n. 22, de 30 de outubro de 1967. Estabelece normas para o emprego de preparações fitoterápicas. **Diário Oficial da União**, Brasília, 16 nov. 1967. Disponível em:<https://www.jusbrasil.com.br/diarios/DOU/1967/11/16?ref=breadcrumb>. Acesso em: 12 dez. 2022.

CAMARGO, R. C. R. de et al. **Mel**: características e propriedades. Teresina: Embrapa Meio-Norte, 2006. Disponível em: <https://www.infoteca.cnptia.embrapa.br/handle/doc/69419>. Acesso em: 15 out. 2022.

CAMPÊLO, M. C. S. et al. Potencial antimicrobiano de própolis e cera de diferentes espécies de abelhas sem ferrão. **Acta Veterinaria Brasilica**, v. 9, n. 4, p. 397-400, 2015. Disponível em: <https://periodicos.ufersa.edu.br/acta/article/view/5406/5861>. Acesso em: 12 dez. 2022.

CARRETERO, M. I.; POZO, M. Clay and Non-Clay Minerals in the Pharmaceutical and Cosmetic Industries Part II: Active Ingredients. **Applied Clay Science**, v. 47, n. 3-4, p. 171-181, Feb. 2010.

DANTAS, C. G. et al. Apitoxina: coleta, composição química, propriedades biológicas e atividades terapêuticas. **Revista Ibero-Americana de Ciências Ambientais**, v. 4, n. 2, p. 127-150, 2013. Disponível em: <https://www.sustenere.co/index.php/rica/article/view/ESS2179-6858.2013.002.0009>. Acesso em: 24 jan. 2023.

DÁRIO, G. M. **Avaliação da atividade cicatrizante de formulação contendo argila medicinal sobre feridas cutâneas em ratos**. 78 f. Dissertação (Mestrado em Ciências da Saúde) – Universidade do Extremo Sul Catarinense, Criciúma, 2008. Disponível em: <http://200.18.15.60:8080/pergamumweb/vinculos/000036/000036B4.pdf>. Acesso em: 26 jan. 2023.

DE-MELO, A. A. M. et al. Composition and properties of *Apis mellifera* honey: a review. **Journal of Apicultural Research**, v. 57, n. 1, p. 5-37, 2018. Disponível em: <https://www.tandfonline.com/doi/full/10.1080/00218839.2017.1338444>. Acesso em: 12 dez. 2022.

DESCHAMPS, C.; BIASI, L. A. **Plantas aromáticas**: do cultivo à produção de óleo essencial. Curitiba: Layer, 2009.

DORNELLAS, E.; MARTINS, S. **O poder das argilas**: geoterapia. São Paulo, 2009. Disponível em: <https://pt.scribd.com/document/260300786/O-Poder-Das-Argilas>. Acesso em:17 out. 2022.

ELVIS, A. M.; EKTA, J. S. Ozone Therapy: a Clinical Review. **Journal of Natural Science, Biology and Medicine**, v. 2, n. 1, p. 66-70, Jan. 2011.

ESSENTIAL LIFE. **Os fundamentos essenciais**: um guia simples para viver os hábitos de bem-estar. Total Wellness, 2018.

EVELINE, C. Máscaras: as estrelas da cosmetologia. **Bel Col. em Revista**, ed. 52, 2010. Disponível em: <http://www.moriaeducacao.com.br/kge/files/20200702183245_Aula%20 3-%20M%C3%A1scaara%20facial%2C%20a%20estrela%20 da%20cosmetologia.pdf>. Acesso em: 12 dez. 2022.

FALZONI, W. O ozônio: ozonioterapia – um "novo" tratamento, com uma longa tradição. In: CONGRESSO INTERNACIONAL DE OZONIOTERAPIA, 1., 2006, Belo Horizonte. **Anais**... Disponível em: <http://www.Ozonioterapiamedica.com.br/o-ozonio.html>. Acesso em: 12 dez. 2017.

FARRER-HALLS, G. **A bíblia da aromaterapia**: o guia definitivo para o uso terapêutico dos óleos essenciais. Tradução de Denise de Carvalho Rocha. São Paulo: Pensamento, 2015.

FARZI, A.; FRÖHLICH, E. E.; HOLZER, P. Gut Microbiota and the Neuroendocrine System. **Neurotherapeutics**, v. 15, n. 1, p. 5-22, Jan. 2018. Disponível em: <https://www.researchgate.net/publication/322832801_Gut_Microbiota_and_the_Neuroendocrine_System>. Acesso em: 12 dez. 2022.

FERREIRA, S. et al. Ozonioterapia no controle da infecção em cirurgia oral. **Revista Odontológica de Araçatuba**, v. 34, n. 1, p. 36-38, jan./jun. 2013. Disponível em: <http://hdl.handle.net/11449/133193>. Acesso em: 12 dez. 2022.

FLEMING, S. A.; GUTKNECHT, N. C. Naturopathy and the Primary Care Practice. **Primary Care: Clinics in Office Practice**, v. 37, n. 1, p. 119-136, Mar. 2010. Disponível em: <https://www.ncbi.nlm.nih.gov/pmc/articles/PMC2883816>. Acesso em: 12 dez. 2022.

GARCIA-AMOEDO, L. H.; ALMEIDA-MURADIAN, L. B. de. Comparação de metodologias para a determinação de umidade em geleia real. **Química Nova**, v. 25, n. 4, p. 676-679, 2002. Disponível em: <https://www.scielo.br/j/qn/a/9mSMPPr9K3QQSmJLXVCgTrF/?lang=pt>. Acesso em: 24 jan. 2023.

GOMES, R. K.; DAMAZIO, M. G. **Cosmetologia**: descomplicando os princípios ativos. 3. ed. São Paulo: LMP, 2009.

HAUSER, T. Update on Naturopathy in Europe from its Roots to Global Modern Practice. **Naturopathic Doctor News & Reviews**, Canadá, p. 15-16, Feb. 2018. Disponível em: <https://worldnaturopathicfederation.org/wp-content/uploads/2021/12/NDNR_February2018.pdf>. Acesso em: 12 dez. 2022.

HERNÁNDEZ, O. D.; GONZÁLEZ, R. C. Ozonoterapia en úlceras flebostáticas. In: **Revista Cubana de Cirugía**, v. 40, n. 2, p. 123-129, 2001. Disponível em: <http://scielo.sld.cu/scielo.php?script=sci_arttext&pid=S0034-74932001000200007>. Acesso em: 12 dez. 2022.

HOARE, J. **Guia completo da aromaterapia**: um curso estruturado para alcançar a excelência profissional. Tradução de Claudia Gerpe Duarte. São Paulo: Pensamento, 2010.

ISRAILI, Z. H. Antimicrobial Properties of Honey. **American Journal of Therapeutics**, v. 21, n. 4, p. 304-323, Jul./Aug. 2014.

JANI, P. et al. Ozone Therapy: the Alternative Medicine of Future. **International Journal of Pharmacy and Sciences**, v. 2, n. 4, p. 196-203, Oct.-Dec. 2012. Disponível em: <https://www.ijpbs.com/ijpbsadmin/upload/ijpbs_50b8db4d9df65.pdf>. Acesso em: 12 dez. 2022.

KLINGELFUS, B. L. **Avaliação do ácido fítico e da hidroquinona como agentes despigmentantes**. Dissertação (Mestrado em Ciências da Saúde) – Universidade Federal do Paraná, Curitiba, 2002.

KNEIPP, S. **A minha cura d'água**: o meu sistema hidroterápico. Petrópolis: Vozes, 1986.

KOZAK, D. A. S. **Geoterapia**: a cura que vem do solo. 10 f. Trabalho de Conclusão de Curso (Especialização em Educação do Campo) – Universidade Federal do Paraná, Curitiba, 2011. Disponível em: <https://acervodigital.ufpr.br/bitstream/handle/1884/38519/R%20-%20E%20-%20DAIANE%20APARECIDA%20DA%20S%20KOZAK.pdf?sequence=1&isAllowed=y>. Acesso em: 12 dez. 2022.

LANGREO, N. **Salud y belleza con arcillas, fangos y algas**. Barcelona: Tikal, 1999.

LEANDRO, L. F. et al. Antimicrobial Activity of Apitoxin, Melittin and Phospholipase A_2 of Honey Bee (*Apis mellifera*) Venom Against Oral Pathogens. **Anais da Academia Brasileira de Ciências**, v. 87, n. 1, p. 147-155, mar. 2015. Disponível em: <https://www.scielo.br/j/aabc/a/nhgVKjgtMgmwFfmFzJV8RHJ/?lang=en>. Acesso em: 12 dez. 2022.

LIMA, G. T. N. Anna Jacintha de São José: Dona Beja. **Fundação Cultural Calmon Barreto**, Biografias. Disponível em: <http://fundacaocalmonbarreto.mg.gov.br/bio/link/3/anna-jacintha-de-s-o-jos-dona-beja>. Acesso em: 12 dez. 2022.

LITCHY, A. P. Naturopathic Physicians: Holistic Primary Care and Integrative Medicine Specialists. **Journal of Dietary Supplements**, v. 8, n. 4, p. 369-377, Dec. 2011.

LUSTOSA, S. R. et al. Própolis: atualizações sobre a química e a farmacologia. **Revista Brasileira de Farmacognosia**, v. 18, n. 3, p. 447-454, jul./set. 2008. Disponível em: <https://www.scielo.br/j/rbfar/a/x4sTg6wQWMW6zNLKfdp5hDb/?format=pdf&lang=pt>. Acesso em: 12 dez. 2022.

MACIOCIA, G. **Os fundamentos da medicina chinesa**: um texto abrangente para acupunturistas e fitoterapeutas. Tradução de Luciane M. D. Faber. São Paulo: Roca, 1996.

MANN, F. **Acupuntura**: a arte chinesa de curar. Tradução de Maria Judith Martins. São Paulo: Hemus, 1994.

MAZZO, D. O que é neurociência. In: BLOSSOM – Educação em Terapia Floral. **Manual do Curso EAD**: Formação Blossom em Terapia Floral para Farmacêuticos. [S.l.]: Blossom, 2016. Módulo IV: A ciência contemporânea e a terapia floral.

MEDEIROS, G. M. S. **O poder da argila medicinal**: princípios teóricos, procedimentos terapêuticos e relatos de experiências clínicas. Blumenau: Nova Letra, 2013.

MEDEIROS, G. M. S. **O poder da argila medicinal**: princípios teóricos, procedimentos terapêuticos e relatos de experiências clínicas. Blumenau: Nova Letra, 2020.

MEIRA, J. M. L. Argilas: o que são, suas propriedades e classificações. **VISA Consultores**: comunicações técnicas, jan. 2001. Disponível em: <https://docplayer.com.br/17202423-Argilas-o-que-sao-suas-propriedades-e-classificacoes.html>. Acesso em: 12 dez. 2022.

MELO, D. B. et al. Intoxicação por plantas no Brasil: uma abordagem cienciométrica. **Brazilian Journal of Development**, v. 7, n. 4, p. 40.919-40.937, 2021. Disponível em: <https://www.brazilianjournals.com/index.php/BRJD/article/view/28600>. Acesso em: 12 dez. 2022.

MELO, I. L. P. et al. Relação entre a composição nutricional e a origem floral de pólen apícola desidratado. **Revista do Instituto Adolfo Lutz**, v. 68, n. 3, p. 346-353, 2009. Disponível em: <https://periodicos.saude.sp.gov.br/RIAL/article/view/32693>. Acesso em: 12 dez. 2022.

MORETTE, D. A. **Principais aplicações terapêuticas da ozonioterapia**. 19 f. Trabalho de Conclusão de Curso (Bacharelado em Medicina Veterinária) – Universidade Estadual Paulista, Botucatu, 2011. Disponível em: <http://hdl.handle.net/11449/120089>. Acesso em: 12 dez. 2022.

MUTSAERS, M. et al. Produtos apícolas: propriedades, processamento e comercialização. **Agrodok**, n. 42, 2006. Disponível em: <https://publications.cta.int/media/publications/downloads/1322_PDF.pdf>. Acesso em: 25 nov. 2022.

NASCIMENTO, A. J. S.; SILVA, F. G. M.; BONACHELA, F. S. A apiterapia e o veneno da abelha. **Brazilian Journal of Development**, v. 7, n. 9, p. 92.142-92.150, set. 2021. Disponível em: <https://brazilianjournals.com/ojs/index.php/BRJD/article/view/36352>. Acesso em: 12 dez. 2022.

NASCIMENTO, A.; PRADE, A. C. K. **Aromaterapia**: o poder das plantas e dos óleos essenciais. Recife: Fiocruz; ObservaPICS, 2020. Disponível em: <http://observapics.fiocruz.br/wp-content/uploads/2020/08/Cuidado-integral-na-Covid-Aromaterapia-ObservaPICS.pdf>. Acesso em: 12 dez. 2022.

NESSI, A. História dos spas. In: PEREIRA, M. de F. L. (Org.). **Spaterapia**. São Caetano: Difusão, 2013.

NUNES, K. S.; RÊGO, F. **Diário de uma terapeuta da beleza**. Rio de Janeiro: KSN, 2009.

OLAS, B. Honey and its Phenolic Compounds as an Effective Natural Medicine for Cardiovascular Diseases in Humans?. **Nutrients**, v. 12, n. 2, p. 283, Feb. 2020.

OLIVEIRA JUNIOR, J. O.; LAGES, G. V. Ozonioterapia em lombociatalgia. **Revista Dor São Paulo**, v. 13, n. 3, p. 261-270, jul./set. 2012. Disponível em: <https://www.scielo.br/j/rdor/a/R8bvxRnRBkVGTLCw63khn3t/?format=pdf&lang=pt>. Acesso em: 12 dez. 2022.

OMS – Organização Mundial de Saúde. **Cuidados Primários de Saúde**: relatório da Conferência Internacional sobre Cuidados Primários da Saúde – Alma-Ata, URSS, 6-12 de setembro de 1978. Brasília: Unicef, 1979. Disponível em: <http://apps.who.int/iris/bitstream/handle/10665/39228/9241800011_por.pdf;jsessionid=C8C3CDF8224471F3F759EDCDDC4539CA?sequence=5>. Acesso em: 15 out. 2022.

PASCOAL, A. et al. An Overview of the Bioactive Compounds, Therapeutic Properties and Toxic Effects of Apitoxin. **Food and Chemical Toxicology**, v. 134, p. 1-11, Dec. 2019.

PAULA, K. J. S.; FREIRE, M. H. S. Oxigênio-ozonioterapia na prática clínica humana: uma revisão integrativa de literatura. **Global Academic Nursing Journal**, v. 3, n. 3, 2022. Disponível em: <https://dx.doi.org/10.5935/2675-5602.20200265>. Acesso em: 12 dez. 2022.

PEREIRA, F. de M. et al. **Criação de abelhas (apicultura)**. 2. ed. rev. e atual. Brasília: Embrapa, 2016. Disponível em: <https://www.infoteca.cnptia.embrapa.br/infoteca/handle/doc/1069586>. Acesso em: 12 dez. 2022.

PERETTO, I. C. **Argila**: um santo remédio e outros tratamentos compatíveis. 3. ed. São Paulo: Paulinas, 2001.

POIANI, S. B. **Anatomia, histologia, histoquímica e ultraestrutura das glândulas salivares cefálicas de abelhas eussociais (Hymenoptera, apidae)**. 123 f. Dissertação (Mestrado em Ciências Biológicas) – Universidade Estadual Paulista, Rio Claro, 2007. Disponível em: <https://repositorio.unesp.br/handle/11449/87690>. Acesso em: 12 dez. 2022.

RAMOS, J. M.; CARVALHO, N. C de. Estudo morfológico e biológico das fases de desenvolvimento de *Apis mellifera*. **Revista Científica Eletrônica de Engenharia Florestal**, v. 6, n. 10, p. 1-21, ago. 2007. Disponível em: <http://faef.revista.inf.br/imagens_arquivos/arquivos_destaque/h4KxXMNL19aDCab_2013-4-26-15-37-3.pdf>. Acesso em: 24 jan. 2023.

RIBEIRO, C. J. **Cosmetologia aplicada à dermoestética**. 2. ed. São Paulo: Pharmabooks, 2010.

RODRIGUES, C. L. Humores e temperamentos: considerações sobre a teoria hipocrática. **Revista Páginas de Filosofia**, v. 9, n. 2, p. 109-120, jul./dez. 2020. Disponível em: <https://www.metodista.br/revistas/revistas-ims/index.php/PF/article/download/10975/7695>. Acesso em: 12 dez. 2022.

SAMPAIO, J. A. et al. **Manganês**: comunicação técnica elaborada – uso e especificações. Rio de Janeiro: Cetem, 2008.

SCHWARTZ, A. et al. **Guía para el uso médico del ozono**: fundamentos terapéuticos e indicaciones. Madrid: Aepromo, 2011.

SILVA, M. L. G. **Obtenção e caracterização de argila piauiense paligorsquita (atapulgita) organofilizada para uso em formulações cosméticas**. 104 f. Dissertação (Mestrado em Ciências Farmacêuticas) – Universidade Federal do Piauí, Teresina, 2011.

SOARES, A. L. F. et al. Identidade e qualidade de diferentes extratos de própolis. **Revista Gestão em Foco**, n. 9, p. 255-275, 2017. Disponível em: <https://portal.unisepe.com.br/unifia/wp-content/uploads/sites/10001/2018/06/034_identidade_qualidade.pdf>. Acesso em: 12 dez. 2022.

SOUSA, R. C.; DUARTE, J.; MEDEIROS, G. M. S. **Geoterapia**: origens e percurso histórico. 26 f. Revisão bibliográfica (Graduação em Naturologia Aplicada) – Universidade do Sul de Santa Catarina, Tubarão, 2013. Disponível em: <http://www.nucleogra.com.br/wp-content/uploads/2013/04/Geoterapia-Origens-e-Percurso-Historico.pdf>. Acesso em: 28 jan. 2023.

SOUSA, T. M. de. **Estudo de misturas asfálticas mornas modificadas com adição da cera de abelha**. 108 f. Dissertação (Mestrado em Engenharia Civil e Ambiental) – Universidade Federal de Campina Grande, Campina Grande, 2020. Disponível em: <http://dspace.sti.ufcg.edu.br:8080/jspui/handle/riufcg/12720>. Acesso em: 24 jan. 2023.

SOUZA, V. M. **Ativos dermátologicos**. São Paulo: Pharmabooks, 2005. v. 2.

TERRAMATER. **Materiais**. Disponível em: <https://terramater.ind.br/materiais>. Acesso em: 22 set. 2022.

TEYSSIER, C. **O poder do mel na cicatrização das feridas**. 67 f. Dissertação (Mestrado em Medicina Dentária) – Instituto Universitário Egas Moniz, Almada, 2019. Disponível em: <https://comum.rcaap.pt/bitstream/10400.26/29630/1/Teyssier_Charles.pdf>. Acesso em: 12 dez. 2022.

TLASKALOVÁ-HOGENOVÁ, H. et al. The Role of Gut Microbiota (Commensal Bacteria) and the Mucosal Barrier in the Pathogenesis of Inflammatory and Autoimmune Diseases and Cancer: Contribution of Germ-Free and Gnotobiotic Animal Models of Human Diseases. **Cellular & Molecular Immunology**, v. 8, n. 2, p. 110-120, Mar. 2011. Disponível em: <https://www.ncbi.nlm.nih.gov/pmc/articles/PMC4003137>. Acesso em: 12 dez. 2022.

TRAVAGLI, V. et al. Effects of Ozone Blood Treatment on the Metabolite Profile of Human Blood. **International Journal of Toxicology**, v. 29, n. 2, p. 165-174, Mar. 2010. Disponível em: <https://journals.sagepub.com/doi/full/10.1177/1091581809360069>. Acesso em: 12 dez. 2022.

TRUPPEL, A.; MARAFON, H. C.; VALENTE, C. Argiloterapia: uma revisão de literatura sobre os constituintes e utilizações dos diferentes tipos de argila. **Faz Ciência**, v. 22, n. 36, p. 143-163, jul./dez. 2020. Disponível em: <https://e-revista.unioeste.br/index.php/fazciencia/article/view/24828>. Acesso em: 25 jan. 2023.

VALADARES, C. **Ministério da Saúde inclui 10 novas práticas integrativas no SUS**. 12 mar. 2018. Disponível em: <https://www.gov.br/saude/pt-br/assuntos/noticias/2018/marco/ministerio-da-saude-inclui-10-novas-praticas-integrativas-no-sus>. Acesso em: 12 dez. 2012.

VALENZUELA, M. G. S. et al. **Caracterização de argilas funcionais para cosméticos**. Trabalho Acadêmico (Licenciatura em Química) – Escola Politécnica da Universidade de São Paulo, São Paulo, 2009.

VERNER-BONDS, L. **A cura pela cor**: guia completo para recuperar o equilíbrio e a saúde. Lisboa: Estampa, 1999.

VILA Y CAMPANYA, M. **Manual de geoterapia aplicada**: textos completos. Peru: Organización Panamericana de la Salud, 2000. Disponível em: <http://www.bvsde.paho.org/texcom/manualesMEC/geoterapia/geoterapia.htm>. Acesso em: 12 dez. 2022.

WESSELIUS, T. et al. A Randomized Crossover Study of Bee Sting Therapy for Multiple Sclerosis. **Neurology**, v. 65, n. 11, p. 1.764-1.768, Dec. 2005.

WNF – World Naturopathic Federation. **Naturopatia**: filosofias, princípios e teorias. Canadá, 2017. Disponível em: <https://worldnaturopathicfederation.org/wp-content/uploads/2021/12/White-Paper_Portuguese.pdf>. Acesso em: 12 dez. 2022.

WOLFFENBÜTTEL, A. N. **Base da química dos óleos essenciais e aromaterapia**: abordagem técnica e científica. 3. ed. Belo Horizonte: Laszlo, 2019.

ZAGUE, V. et al. Argilas: natureza das máscaras faciais. **Cosmetics & Toiletries**, v. 19, n. 4, p. 64-66, jul./ago. 2007.

Respostas

Capítulo 1
Questões para revisão
1. b
2. e
3. d
4. Métodos a frio: maceração, percolação; métodos a quente: decocção e infusão. Para a extração de camomila, o melhor método é a infusão, em razão da presença de óleos essenciais da camomila e por se tratar de um método menos drástico do que a decocção.
5. Orientar as crianças sobre não colocar plantas na boca; não preparar remédios caseiros sem realmente conhecer a planta que está sendo utilizada; conhecer as plantas que tem em casa, evitando deixá-las em locais de fácil acesso para crianças e animais de estimação; ter cuidado com as plantas que liberam látex, que podem provocar reações cutâneas e danos oculares; em caso de acidente, procurar imediatamente orientação médica e guardar a planta para identificação.

Questão para reflexão
1. Não é correto afirmar que as plantas medicinais são isentas de efeitos adversos. Por meio dos dados, é possível observar a ocorrência de efeitos graves, principalmente na faixa etária de 1 a 9 anos. Existem diversas substâncias químicas e plantas tóxicas que, quando ingeridas, podem provocar intoxicações e até o óbito. Dessa forma, é importante que a prescrição de plantas medicinais e medicamentos fitoterápicos seja feita por um profissional habilitado no assunto.

Capítulo 2
Questões para revisão
1. d
2. b
3. c
4. Sim, a utilização da apitoxina como prática integrativa e complementar recebe a denominação de *apipuntura* quando a estimulação ocorre nos pontos estratégicos do corpo similares aos definidos para a acupuntura, seja pela introdução do próprio ferrão da abelha, seja por meio de agulhas apropriadas.
5. Podemos citar mais de cinco benefícios: auxilia no fortalecimento do sistema imunológico; ajuda na prevenção de algumas infecções; acelera a cicatrização de queimaduras e feridas; reduz os desconfortos provocados pela faringite e pela amigdalite; alivia os sintomas de gripes e resfriados; ajuda a tratar e prevenir aftas e gengivites.

Questão para reflexão
1. Na produção desses produtos, as abelhas necessitam da vegetação que está ao seu redor, por exemplo, para a produção do mel e da própolis, e o pólen variará de acordo com cada planta. Cada espécie vegetal apresenta compostos fitoquímicos diferentes e, dessa forma, quando a abelha vai produzir o mel e a própolis, a variação de espécie vegetal que a abelha acabou polinizando influenciará diretamente a composição química do produto final.

Capítulo 3
Questões para revisão
1. O primeiro passo para o atendimento da cliente será a anamnese, a fim de verificar aspectos como idade, sensibilidade, rachaduras na pele, e os motivos que a levam a ter pressão alta, assim como

observar se ela já está em atendimento médico. Caso não esteja, essa orientação é importante. Para a massagem corporal, indicam-se óleo carreador de amêndoas e óleo aromático melissa.
2. A resposta deve contemplar a importância dos dados descritos quanto às características dos óleos essenciais, pois alguns deles não são adequados para todos os tipos de pele, sendo necessário procurar uma opção apropriada. Isto é, para cada tipo de pele, deve-se observar o óleo essencial mais adequado.
3. b
4. b
5. d

Questões para reflexão

1. A resposta deve demonstrar que o cuidado será, em primeiro lugar, com a idade do paciente e se a dificuldade para respirar está relacionada a algum processo alérgico. O óleo de olíbano melhora a respiração, enquanto o de eucalipto auxilia na limpeza do trato respiratório superior. A indicação pode ser feita para massagear o peito e as costas, sendo diluídos os óleos essenciais em óleo carreador de amêndoas ou no difusor, no quarto, antes de a pessoa dormir.
2. A resposta deve referir-se à utilização individual de Sonia, procurando seu bem-estar e garantindo óleos que lhe proporcionem alívio ao estresse e relaxamento ao se deitar. Os óleos mais apropriados nesse caso são: para o dia, gerânio (equilibrante) e *ylang-ylang* (para reduzir a pressão e o estresse); para a noite e um bom sono, o óleo de lavanda.
3. Faz-se necessário conversar tranquilamente com o cliente na primeira consulta, a fim de identificar possíveis problemas alérgicos, a utilização de medicamentos e afecções da pele, com vistas a evitar efeitos adversos durante o tratamento, pois, como vimos, os óleos, apesar de serem produtos naturais, apresentam uma rica composição química, que pode causar sensibilidade ao cliente.

4. A resposta deve indicar que a aromaterapia para crianças deve ser observada cuidadosamente. Como explicado no processo de extração dos óleos aromáticos, obtém-se hidrolatos, que apresentam alguns componentes do óleo solúveis em água, os quais são indicados para crianças em razão da baixa concentração dos componentes químicos. Quando for utilizado o óleo essencial puro, sua diluição deverá ser realizada, segundo Nascimento e Prade (2020), de acordo com a idade da criança, sempre após a anamnese.

Capítulo 4
Questões para revisão

1. As argilas são minerais formados com o passar do tempo por um conjunto de processos mecânicos, químicos e biológicos que ocasionam a desintegração de várias rochas, silicatos de superfície ou próximos à superfície, que vão depender da situação local de hidratação e drenagem, evaporação e pressão, conforme o clima.
2. b
3. c
4. d
5. Verde, branca e rosa.

Questões para reflexão

1. A geoterapia é considerada um tratamento natural bastante indicado para a terapia capilar.
2. A terra é o laboratório da vida e existem vários fatores que explicam o poder curativo da terra.
3. Em virtude de sua grande quantidade de enxofre e matéria orgânica e da presença do titânio agrupado a elevados graus de alumínio e silício, a argila preta melhora a circulação sanguínea e auxilia na drenagem linfática, quando aplicada em compressas, eliminando toxinas.

4. Além de ser um tratamento natural, não tem contraindicações.
5. Se o tratamento com geoterapia apresentar bons resultados, é possível dispensar a medicina tradicional, porque remédios são drogas e sempre têm efeitos colaterais. A geoterapia, sendo bem aplicada, só trará conforto e relaxamento.

Capítulo 5
Questões para revisão

1. A ozonioterapia é considerada uma das Pics que faz uso do ozônio para fins medicinais, com foco no bem-estar do paciente. O ozônio medicinal é formado pela combinação do ozônio e do oxigênio puro, cuja mistura é produzida por um gerador de ozônio. O ozônio medicinal tem propriedades altamente bactericidas, fungicidas e antivirais. É usado para o tratamento de feridas infectadas, assim como em doenças bacterianas e virais. Sua capacidade de estimular a circulação é utilizada no tratamento de problemas circulatórios e na revitalização de funções orgânicas de modo geral. Provoca mudanças positivas no sistema imune, tornando-o capaz de resistir e/ou se recuperar de doenças.
2. Conforme a Aboz (2023), as principais patologias que podem ser tratadas com a ozonioterapia são:

   Vários tipos de câncer, ajudando a combater tumores e reduzindo os efeitos colaterais da Radioterapia e da Quimioterapia.
   Diversos problemas circulatórios.
   Doenças virais, como hepatite e herpes.
   Feridas de origem vascular, arterial ou venosas, úlceras diabéticas e por insuficiência arterial.
   Queimaduras de diversos tipos.
   Hérnias de disco, protrusão discal e dores lombares.

Dores articulares decorrentes de inflamações crônicas.
Colites e outras inflamações intestinais crônicas.
Condições e doenças de idosos.
Imunoativação geral.

3. a
4. b
5. d

Questões para reflexão

1. As Práticas Integrativas e Complementares em Saúde, mais conhecidas como PICS, são recursos terapêuticos. De acordo com a Organização Mundial de Saúde (OMS), fazem parte da medicina tradicional e complementar. As PICS contribuem com a visão ampliada do processo saúde/doença e da promoção do cuidado humano, especialmente do autocuidado. O indivíduo é visto como um todo, sendo considerando em seus vários aspectos – físico, psíquico, emocional e social.

2. A ozonioterapia só deve ser indicada por profissionais qualificados, e que têm conhecimento sobre a dosagem e a aplicação ideais. Por ser um tratamento alternativo, qualquer profissional da área de saúde, como médicos, enfermeiros, fisioterapeutas, dentistas, farmacêuticos e biomédicos, podem aplicar a técnica – inclusive médicos veterinários, já que o uso da ozonioterapia também pode auxiliar no tratamento de animais.

3. As indicações terapêuticas para o uso do ozônio estão fundamentadas no conhecimento de que baixas concentrações desse gás podem desempenhar funções importantes dentro da célula. Tem-se demonstrado, a nível molecular, diferentes mecanismos de ação, que suportam as evidências clínicas dessa terapia.

   Vale destacar que cada via de aplicação tem doses mínimas e máximas, bem como concentrações e volumes a administrar.

Capítulo 6
Questões para revisão
1. Um dos conceitos mais comuns utilizados é o do vitalismo. O corpo apresenta uma capacidade de se autorregular e reagir diante de situações de estresse físicas, químicas e emocionais. Outro conceito é o do holismo, em que o tratamento deve ser direcionado ao indivíduo, e não à doença. Além de pesquisar o histórico da pessoa, o naturopata também deve saber de tendências hereditárias, verificar estímulos que venham do trabalho, de casa, vida social ou espiritual do indivíduo.
2. Podem ser utilizadas as terapias que colaboram com a redução da inflamação e liberem toxinas por meio das excreções de intestinos, muco e suor. Por exemplo, trofoterapia, hidroterapia, geoterapia, lavagens intestinais, massagens e exercícios.
3. c
4. b
5. e

Questões para reflexão
1. Com relação à busca do conhecimento, este nunca tem um limite enquadrado dentro da naturopatia e sempre está em desenvolvimento. Portanto, é importante o contínuo estudo que traga sempre à luz o conhecimento mais apurado possível, como o estudo dos distúrbios fisiológicos, patológicos, laborais, psicológicos e suas causas conhecidas, podendo incluir qualquer pensamento que englobe maior entendimento sobre a doença.
2. As terapias complementares naturais sempre auxiliarão de algum modo o corpo a restaurar seu organismo. Contudo, um tratamento naturista mais concentrado, como as dietas desintoxicantes

depurativas citadas neste capítulo, pode trazer maior benefício para uma recuperação mais rápida, ou seja, liberar toxinas celulares, desinflamar e tornar o meio da flora bacteriana mais adequado para tal.

3. Por exemplo, na fase das excreções, melhorar a hidratação com água e sucos naturais e utilizar a fitoterapia e os probióticos para auxiliar na recuperação da flora intestinal e a água corporal. Na fase inflamatória, utilizar geoterapia, hidroterapia, fitoterapia, massagem e acupuntura. Você pode também traçar planos de tratamento conforme os sistemas do corpo, como alguns tipos de tratamento para o trato digestório, urinário, musculoesquelético e assim por diante.

Sobre os autores

Vinícius Bednarczuk de Oliveira é doutor e mestre em Ciências Farmacêuticas, com ênfase em fitoquímica e química de produtos naturais (2012 e 2016, respectivamente), pela Universidade Federal do Paraná (UFPR); e graduado em Farmácia Industrial (2007) pela Universidade Tuiuti do Paraná (UTP). Desde sua formação, tem exercido pesquisas na área de fitoterapia em empresas privadas e públicas, dedicando-se ao isolamento de substâncias químicas de produtos naturais com interesse farmacológico. É autor de artigos nacionais e internacionais, além de escrever a monografia da espécie vegetal *Solanum paniculatum* L., pertencente à Relação Nacional de Plantas Medicinais de Interesse ao Sistema Único de Saúde (Renisus), do Ministério da Saúde.

Benilda Luiza Klingelfus é mestre em Ciências pela Universidade Federal do Paraná (UFPR) e graduada em Farmácia Industrial pela mesma instituição. Especialista em homeopatia pela Associação Médica do Paraná, em Terapia Floral pela Escola Blosson de Terapias Integrativas e em Auriculoterapia pelo Instituto Brasileiro de Therapias e Ensino (Ibrate/PR). Foi docente do curso de Farmácia na UFPR e dos cursos de Farmácia e Biotecnologia na Universidade Tuiuti do Paraná (UTP). Atualmente, é farmacêutica homeopata, terapeuta floral e auriculoterapeuta, além de docente do Curso de Terapia Floral – Florais de Bach e Florais de Saint Germain, da BeLuiza Terapia Floral, além de professora conteudista convidada do Centro Universitário Internacional Uninter.

Rita de Cassia Alberini é técnica em estética desde 1981. Graduada em Desenho e Artes Plásticas pelo Centro Universitário de Ourinhos (UniFio – SP) em 1976, continuou dedicando-se à estética e às terapias alternativas. Formou-se em 1992 em Cromoterapia e Aromaterapia; cursou pós-graduação em Saúde da Família em 2011; em 2021, concluiu a especialização em Saúde e Estética. Em sua trajetória como profissional, participou de mais de 300 cursos referentes à área da estética e de terapias alternativas. Foi presidente da Associação das Esteticistas por dois mandatos; criou o primeiro curso superior de tecnologia em Estética e Imagem Pessoal de Curitiba. Escreveu por 15 anos artigos para o encarte "Viver Bem" do jornal *Gazeta do Povo*; escreveu, também, diversos materiais para o Centro Universitário Internacional Uninter voltados ao curso de Tecnologia em Estética e Cosmética, além de ser professora desse curso. Atualmente, está concluindo a pós-graduação em Biomedicina Estética.

Alessandra Burbello é farmacêutica formada pelo Centro Universitário Campos Andrade (Uniandrade) e habilitada em Ozonioterapia, uma das Práticas Integrativas e Complementares em Saúde (Pics), como terapeuta integrativa. Atualmente, trabalha com terapias integrativas, sendo a ozonioterapia a principal. Além da ozonioterapia, trabalha com o reiki, prática igualmente inclusa na Política Nacional de Práticas Integrativas e Complementares (PNPIC) do Sistema Único de Saúde (SUS), bem como com aromaterapia e barras de *access*.

Cristiano Alexandre de Andrade Neiva de Lima é formado pelas Faculdades Integradas Espírita (Unibem/FIES) em Naturologia Aplicada (2003). Dedicou-se ao estudo de várias técnicas integrativas, como medicina tradicional chinesa, massagem, florais, fitoterapia e terapias naturais, como geoterapia, hidroterapia e trofoterapia. Em 2007, formou-se técnico acupunturista pela Escola de Terapias Naturais Corpo e Mente. Posteriormente, em 2009, cursou Naturoterapia com Ênfase em Terapias Orientais. Trabalha em seu consultório e em clínicas voltadas a terapias complementares desde 2003. Formou-se farmacêutico e bioquímico pela Associação de Ensino Versalhes, do Centro Universitário Campos de Andrade (Unidadrade), e especializou-se em Farmácia Clínica (2018) pela Faculdade Pequeno Príncipe. Contribui ativamente para a visão racional e o entendimento dos conceitos modernos das ciências sobre o desenvolvimento das patologias e na prevenção da saúde, bem como a interligação com as medicinas complementares.

Os papéis utilizados neste livro, certificados por instituições ambientais competentes, são recicláveis, provenientes de fontes renováveis e, portanto, um meio responsável e natural de informação e conhecimento.

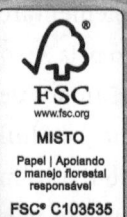

FSC
www.fsc.org
MISTO
Papel | Apoiando
o manejo florestal
responsável
FSC® C103535

Impressão: Reproset